Pílulas de Psicanálise
Aforismos e Sentenças de Jorge Forbes

Pílulas de Psicanálise
Aforismos e Sentenças de Jorge Forbes

Copyright © Editora Manole Ltda., 2023, por meio de contrato com autor.

Produção editorial: Marcos Toledo
Capa e Projeto gráfico: Frederico Sartorello
Revisão técnica: Elza Macedo
Editoração eletrônica: Coletivo Editoriall
Organização: Teresa Genesini e Letícia Genesini

CIP-BRASIL. CATALOGAÇÃO NA PUBLICAÇÃO
SINDICATO NACIONAL DOS EDITORES DE LIVROS, RJ

F787p

Forbes, Jorge
Pílulas de psicanálise : aforismos e sentenças de Jorge Forbes /
Jorge Forbes - 1. ed. - Santana de Parnaíba [SP] : Manole, 2023.
128 p. ; 21 cm.

Inclui bibliografia
ISBN 978-65-5576-957-9

1. Psicanálise - Citações. 2. Aforismos e apotegmas. I. Título.

23-83136

CDD: 150.195

CDU: 159.964.2

Meri Gleice Rodrigues de Souza - Bibliotecária - CRB-7/6439

Todos os direitos reservados.
Nenhuma parte deste livro poderá ser reproduzida,
por qualquer processo, sem a permissão expressa dos editores.
É proibida a reprodução por fotocópia.

A Editora Manole é filiada à ABDR – Associação Brasileira de Direitos
Reprográficos.

Edição - 2023

Editora Manole Ltda.
Alameda América, 876
Tamboré – Santana de Parnaíba – SP – Brasil
CEP: 06543-315
Fone: (11) 4196-6000
www.manole.com.br | https://atendimento.manole.com.br/

Impresso no Brasil | *Printed in Brazil*

PREFÁCIO

O leitor complementa o texto do autor: pontua, interroga, escolhe sentidos, interpreta, estabelece razões, privilegia, suspende, ressoa. É o motivo de darmos a este conjunto de ações o nome de "leitura".

No caso deste livro, os aforismos e as sentenças são recortes feitos sobre meu trabalho, por Letícia e Teresa Genesini.

É uma leitura à qual o autor se submete. Vale por si só e pelas novas leituras que engendra.

A você de jogar.

Jorge Forbes

SUMÁRIO

Amor 11

Felicidade 19

Família 23

Liderança 27

Trabalho e empresas 31

Brasil 37

Identidade 41

Angústia e sintomas *prêt-à-porter* 47

Humano: incompleto, singular e criativo 53

Desejo 57

Medicina e tecnociências 63

Internet 69

Linguagem 73

Verdade 77

Psicanálise 81

Psicanalistas 87

TerraDois 93

Do Freud explica ao Freud implica 101

Justiça, vergonha e responsabilidade 109

Tempo 115

Referências 119

AMOR

Hoje todas as cartas são cartas de amor.[1]

Amor é encontrar um sentido para si mesmo, através do Outro.[1]

Amor não é harmonia. É incômodo, é despertar. É provocação, no sentido de fazer falar.[1]

O amor é um desencontro a dois.[2]

O amor é produto de um "tiquê", como dizia Sócrates, de um encontro que nos tira do "automaton" da rotina e para o qual não temos categoria adequada para ajeitar.[3]

É duro suportar uma emoção que te questiona todos os dias.[4]

A capacidade de amar é diretamente proporcional à possibilidade de suportar a surpresa do encontro inominável. Nada, nada simples, uma vez que abala diretamente os pilares da nossa identidade.[3]

O amor é uma coisa séria demais para ser formatado em padrões empíricos e objetivos.[4]

O amor é sempre inadequado e bagunceiro – surpreendente –, sem gaveta ou fichário para ser enquadrado. Para expressá-lo, pede palavras únicas e não batidas, amassadas ou burocráticas.[3]

Amar é bem mais complexo do que o claro ou escuro. São as nuances que melhor rimam com os romances.[5]

Não amamos alguém pelo que o outro pensa ser amado, e nem mesmo por aquilo que nós pensamos.[6]

O amor é um contrato de risco, no qual não há garantias. Isso porque não é possível estabelecer todas as cláusulas necessárias a um acordo.[4]

O amor é um monólogo articulado.[2]

Se amor é remédio, ele é daqueles cheios de efeitos colaterais e de reações adversas. Seria divertido escrevermos a bula do amor. É o que os poetas tentam todos os dias, em um trabalho infinito, pois sempre falta algo a dizer.[4]

O amor acorda, mas, de vez em quando, você quer dormir. Aí, com boa razão, vem o medo de o amor ir embora, o que leva muitos a tentarem congelá-lo para depois comê-lo requentado no micro-ondas. Amor requentado dá azia brava.[4]

Quando pessoas convivem por muito tempo, de duas, uma: ou elas têm muita coisa a repartir – interesses, valores culturais e éticos –, ou elas, sendo muito diferentes, tentam anular a diferença que as afasta, hipertrofiando os prazeres básicos sexuais e anulando qualquer outro sistema de laço social que as distancie.[7]

Não existe relação sexual.[*] A frase não é para ser entendida como que não exista um encontro sexual entre dois parceiros que se querem. Ela diz que, por mais que se queira, nunca haverá a justa relação, a perfeita acoplagem entre os amantes, pois sempre fica uma sobra. Semelhante a uma conta de dividir imperfeita que deixa um resto. Nenhum motivo para desespero, deixar um resto é animador, pois é o que incita a novas e repetidas tentativas.[8]

A questão da sexualidade não se resolve com mais liberdade sexual. Ter mais liberdade sexual, ao contrário, só evidencia e multiplica os tropeços nessa área.[9]

Uma boa dose de bobice é necessária a qualquer amante. Bobice porque, apesar de saber que o erro faz parte do amor, isso não diminui o entusiasmo. Errou? Tenta de novo e de novo, sem medo de ficar bobo, sem medo de dizer: "Você me deixa abobado". E isso é bom.[8]

---

[*] Aforismo de Jacques Lacan.

Quando amamos, ficamos infantilizados, sim; inseguros, sim, mas em nada crianças.[3]

Casar consolida, afirma, inscreve a bobagem de cada um no mundo, propiciando novas e múltiplas expressões de um relacionamento, entre elas, a de maior relevância, os filhos.[10]

O que será que será que não tem nome, nem nunca terá?, pergunta o poeta. A resposta é: o corpo dos amantes é o que não tem nome nem nunca terá, base de todos os cantos.[12]

Curiosamente é no encontro dos corpos que nos estranhamos, e não em sua distância. E esse estranhamento é o que provoca as declarações de amor, tentativas de pôr em palavras o que sentimos sem saber.[12]

Não adianta se sentar para discutir relação; todos sabem que esse é o melhor caminho da discórdia.[6]

Relação não se discute, se vive, se curte, ou se separa.[10]

Cobranças, ataques de mentiras e verdades, intrigas, espionagens, nada disso presta para o amor, uma vez que sua essência é de outra ordem que aquelas captadas por esses meios.[10]

Quando a pessoa amada não percebe a gentileza do amor, o amante sente na pele a fria decepção.[13]

Tem algo pior que você se declarar dizendo "Eu te amo", e ouvir como resposta o triste "Eu também"? Ah, não, no mínimo se espera ouvir "Eu te amo, também", o que não é a mesma coisa.[14]

É exatamente porque o outro não sou eu que eu posso amá-lo.[14]

Para haver encontro não pode haver dependência. Se não, o que se dá não é um encontro, é parasitismo.[4]

Quando alguém que eu amo está longe, então não me falta nada, porque eu preencho o que falta com a fantasia. Por isso os homens se fascinam com o olhar feminino vago. Ele permite que exista um encontro com aquilo que lhes falta.[15]

Os melhores amantes se permitem viver suas próprias fantasias. Ao fazer uma análise, uma pessoa pode "transar melhor", não porque se liberou, mas porque restabeleceu a função das fantasias primordiais que, num primeiro momento, são impeditivas e apavorantes.[16]

Quando estamos junto de quem amamos é quando mais notamos esse algo que nos falta. E sempre irá faltar. É o que Roberto Carlos canta em "Outra vez": "Você é a saudade que eu gosto de ter".[15]

Sofremos mais pelo desaparecimento de quem amamos do que pela nossa própria morte. É estranho o amor humano. Somos conscientes de que aquela pessoa que amamos pode deixar de existir a qualquer momento e, no entanto, amamos!, salvo raras e desonrosas exceções.[17]

FORMAS DE AMAR

Não há modelo universal da forma justa de amar. Porque é na sexualidade que a pessoa se surpreende com o que não sabe, com o inconsciente.[9]

Há amantes entusiasmados e amantes cansados; não é uma questão de tempo, mas uma questão de criatividade.[4]

Quem já não teve a experiência de encontrar um par perfeito em tudo, salvo em um detalhe não tão pequeno: a falta do amor? E ter de se despedir com uma pena danada daquele que seria o amor ideal, quem?[6]

A paixão pode ser chamada de felicidade, mas, quando se transforma em um ideal de vida, fica supervalorizada e representa um perigo. Fica bonito no teatro, mas é muito triste na vida real. Daí personagens como Romeu e Julieta, Tristão e Isolda, Abelardo e Heloísa. Morreram porque tentaram eternizar a paixão.[4]

Idealizar que o parceiro é a fonte da felicidade tem dois lados ruins: o primeiro é que, enquanto está sem par, a pessoa acaba desvalorizando as outras conquistas da sua vida, que também são importantes, mas acabam passando despercebidas. Segundo, porque se, por acaso, ela consegue que seu relacionamento amoroso atinja seu ideal de felicidade, está fadada a perder essa situação, já que nenhum relacionamento consegue ser ideal eternamente.[4]

"Se já sei que algo não vai dar certo, para que insistir?" Assim pensa o esperto. Ele é um precavido do amor. Do lado homem, ele dissocia a atração sexual, de amor, diminuindo – assim imagina – a perda inevitável. Do lado mulher, ela pede tantas garantias para um futuro perfeito que inviabiliza o presente que tem. Tão espertas quanto inúteis soluções.[8]

O amor bandido é uma tentativa de afirmar: "Sei que não devia te amar, mas eu te amo mesmo assim".[1]

Na porta de um presídio há sempre mais mulheres do que homens porque a mulher afirma um amor acima das regras da civilização: "Eu te amo além da norma social".[1]

O amor infantil é baseado na extrema dependência ao Outro, a um Outro provedor, no qual a pessoa se vê emborcada, pois as fronteiras subjetivas estão esvanecidas.[18]

O amor adulto, pelo avesso, é o amor regrado, estável, burocrático, metódico, cantado por Rita Lee em *"Panis et circenses"*, como aquele das pessoas da sala de jantar ocupadas em nascer ou morrer.[18]

O Amor adolescente, como situá-lo? Entre várias, destaco uma característica comezinha: o Amor adolescente é sem sobrenome. O Amor adolescente, ao desprezar o sobrenome, despreza a origem, a tradição, relevando o presente.[18]

Enquanto *Eros* funciona por acúmulo e satisfação, o que daria uma representação gráfica semelhante a uma cadeia de montanhas, *Filia*, a amizade, funciona em um contínuo estável, tal como retomamos a conversa com um amigo no ponto em que a deixamos três anos atrás, o que daria uma representação gráfica horizontal, como uma planície.[18]

AMOR SEM PORQUÊ

Há "porquês" que não se explicam, entre eles o amor.[19]

Para estarmos juntos, para nos amarmos, não precisamos nos compreender.[11]

É difícil constatar que temos quereres arbitrários e que, dentre eles, há os mais importantes, como o amor.[19]

O amor é sempre improvável, no sentido de que não há uma prova última que o comprove.[1]

Se alguém diz "Eu te amo!", o outro duvida: "Você me ama mesmo? Por que?" Quando o amante vai responder, não consegue, não tem explicação.[1]

Todos nós temos uma paixão intraduzível, porque se fosse traduzível, não seria uma paixão.[20]

Para estar junto não é necessário se compreender. Por que a surpresa? Afinal, as mais importantes coisas da vida não se compreendem, a começar pela declaração "Eu te amo".[18]

A declaração de amor é poética e o fim do amor é prosa.[2]

Se as pessoas suportarem não ter uma boa razão, elas irão conseguir suportar um amor sem porquê.[21]

"NOVO AMOR"

Há um novo amor no ar da pós-modernidade.[6]

O mundo mudou, e o amor, dada sua importância de afeto primordial, é o melhor exemplo de como a arbitrariedade faz parte de nossas vidas.[19]

À medida que diminuímos a expectativa de explicar o amor, aumentamos a responsabilidade frente a esse sentimento. É um novo amor.[22]

O amor de hoje pede invenção e responsabilidade no que antes era tradição e disciplina. Se uma pessoa está com outra é – antes de qualquer nobre motivo – porque quer.[6]

O novo amor da pós-modernidade representa um novo tipo de humanismo, uma transcendência laica. Se não morremos mais por grandes causas, morremos por quem nos toca de perto, por quem divide nossa vida no impossível do vazio das grandes causas.[6]

Nossa era é do amor – é o amor o laço social, por excelência, na pós-modernidade.[1]

Amor da primeira transcendência seria o amor natural, da cara-metade, onde haveria uma harmonia. Amor da segunda transcendência seria o amor dos deuses. O que Deus uniu, o homem não separa: "encontro minha alma gêmea". Amor da transcendência iluminista seria o amor racional, do merecimento. "Você me merece e eu te mereço". Esses três tipos de amor são expressões do laço social vertical.[1]

Vivemos um novo tipo de amor – um amor muito diferente dos anteriores porque é um amor que não tem intermediação. Uma nova transcendência.[1]

FELICIDADE

Felicidade não é bem que se mereça.[23]

Tristes tempos estes nos quais a alegria é obrigatória.[24]

Felicidade é responsabilidade pessoal e intransferível.[4]

Em uma análise, felicidade é suportar o inesperado.[23]

A felicidade é uma responsabilidade humana. Não é para os covardes.[25]

Para decepção da maioria, a felicidade não obedece a regras padronizadas.[26]

O curioso é que para ser feliz, para um momento feliz, pois são sempre momentos e não essências, há que suportar a sensação de quebra de identidade que fatalmente ocorre.[23]

A felicidade sempre nos parece inalcançável. Por isso, quando uma pessoa está feliz, ela não sabe quem ela é, ela pensa que está sonhando ou que houve um engano. Ela acaba vivendo uma crise de identidade: "Esse cara sou eu?".[4]

O mais triste é que a maioria das pessoas se assusta e sai correndo de medo da felicidade, exatamente pela sensação de estranheza que ela provoca. Por isso dizer que há que suportar ser feliz.[4]

Sempre alguma coisa falha nas previsões da felicidade, e isso por uma razão de estrutura: como não podemos colocar totalmente em palavras o nosso desejo, daí a sensação da falha, da falta de alguma coisa.[26]

Para ser feliz, uma só dica: aguentar, nem que seja por um instante, o amor que não se compreende, que explode qualquer cenário, que nos leva a habitar o "mais forte que eu".[26]

A atual onda do imperativo da felicidade é mau remédio para os novos tempos.[27]

Pílulas de Psicanálise

Felicidade surge em momentos fugidios de satisfação plena que não se deixam captar em nenhuma fórmula *prêt-à-porter* de livros de autoajuda ou de sessões de *coaching* propagandeadas nos aeroportos, pelas melhores empresas do ramo.[27]

Se quisermos associar uma virtude à felicidade, que seja a coragem e não o esforço.[27]

Não existe felicidade possível quando o objeto do desejo é marcado para sempre pela impossibilidade de satisfação. Por isso mesmo é que haveria o inconsciente.[11]

O que faz durar a possibilidade de uma pessoa pensar-se feliz? Provavelmente a sua capacidade de manter viva a responsabilidade por sua singularidade e a invenção de soluções que consiga sustentar no mundo.[11]

Ser feliz dá um trabalho danado. Chega até a assustar, mas não mata, não.[28]

FAMÍLIA

Família é daquilo que todo mundo se queixa.[29]

Todos nós desconfiamos se realmente pertencemos à família que portamos no nome, e isso porque pensamos que a família é o lugar onde seríamos compreendidos em nossas dores e desejos, sem mal-entendidos.[30]

Família é o grupo do qual mais se espera o reconhecimento que nunca chega e a compreensão impossível de sua dor.[7]

Família é a instituição humana que tem a capacidade de fazer com que nos confrontemos ao Real da nossa condição: a falta de uma palavra já pronta, *prêt-à-porter*, que nomeie o desejo de cada um.[29]

É na insatisfação da família que cada um lapida o que lhe falta, a saber, o seu desejo, pois não há desejo sem falta.[7]

A família é a primeira intimidade de cada um, sua "extimidade", se preferirmos o trocadilho de Lacan. A família funda a extimidade de cada pessoa.[29]

Para a psicanálise somos todos filhos inesperados, somos todos filhos adotivos, pois a filiação humana não se sustenta na simples prova de continuidade biológica.[31]

Um filho inesperado serve como uma interpretação para seus pais: aquilo que não tem lugar no que era esperado pode ter lugar, pode existir no amor que suporta o reconhecimento das diferenças. Essencialmente, somos todos muito diferentes.[31]

Quase tudo já está escrito no desejo dos pais, e melhor que assim seja, pois é exatamente esse desejo que veste o ser humano em sua precária condição biológica de sobrevivência: um bebê deixado à sua própria sorte morre em algumas horas. O projeto dos pais é em alguma medida frustrado, e correções de rumo, de parte a parte, escrevem a história de uma relação e fazem com que cada um possa ter uma história.[31]

Será que a família vai desaparecer, como pensam alguns? Será que a família é uma relação como outra qualquer? Contrariando o bom senso, que sempre pensa mal, a tendência da globalização é que a família será o centro da responsabilidade ética – disse ética, e não moral – da sociedade.[7]

Não há relação humana mais fundamental que a de filhos com pais e vice-versa. Fundamental e ambivalente: um filho, ao mesmo tempo que representa a continuidade, a prolongação da mãe, ou do pai, é também a sua diferença e o seu limite. É, paradoxalmente, a extrema proximidade e semelhança quem ao mesmo tempo melhor revela a diferença entre as pessoas, o que, para muitos, é insuportável.[32]

Se há uma herança digna da paternidade, algo o mais precioso que se possa legar a um filho, é o silêncio nas explicações, reflexo do limite da razão. Cabe aos pais sustentarem esse estatuto pessoal, singular, das escolhas que, individualmente, permitirá ao filho responder "eu não gosto de você".[33]

O amor dos pais é o amor que suporta a diferença ou a igualdade dos filhos, amando-os bem além dos bons ou dos maus motivos.[34]

As afinidades são muitas, diversas, móveis; o amor de um pai é um só.[35]

O mais interessante do amor de um pai por um filho é que ele não é explicável; logo, também por isso não cabe dizer que ele é maior por este ou aquele filho, uma vez que, não sendo explicável, não pode ser mensurável.[35]

Este ponto de inexplicável, de não dito, no amor de pais e filhos é uma âncora fundamental para a vida de um filho. Ele junta nessa âncora duas qualidades importantes: apoio e flexibilidade. Apoio, pois um filho conta com a certeza desse amor ao enfrentar as incertezas da vida, e flexibilidade, pois, exatamente por não ter explicação, esse amor permite muita variação de escolhas pelo filho: ele não será menos amado se fizer isto ou aquilo, exatamente porque o amor está sempre além das afinidades.[35]

O pai passa da posição de representar um ideal, um padrão, para a de garantidor da flexibilidade da referência.[36]

Pai é quem tem um sentimento sagrado por um filho. Sagrado vem de sacrifício. Pai é quem tem um amor radical – sem explicação – e que pode morrer por um filho. É esse ponto de amor radical que é detectado pelo filho e sobre o qual ele se apoia na invenção singular de sua vida. Um filho sabe que ali ele conta, que dali ele pode contar sua vida, dar-se à existência.[37]

Um filho tem que encontrar em um pai alguém que lhe garanta a legitimidade da invenção de sua forma de viver.[36]

Uma mãe autoriza a invenção, desde nossos primeiros balbucios; um pai legitima a sua existência, ou seja, o pôr fora de si. São os dois movimentos necessários para viver na época atual da globalização: invenção e responsabilidade.[36]

Se conseguirmos uma Família que suporte e transmita o fato – claro à nossa sensibilidade, obscuro à nossa compreensão – de que para estarmos juntos, para nos amarmos, não precisamos nos compreender, deixaremos de temer o século XXI.[29]

LIDERANÇA

Um líder, no seu mais amplo espectro, um líder na família, na empresa, na escola, na política, em suma, na sociedade civil, terá que alcançar, nos dias pós-modernos de hoje, postura muito diferente da que tinha até por volta de trinta anos atrás.[38]

Um líder hoje é diferente de ontem. Hoje estamos em uma sociedade de rede, uma sociedade plana, não vertical; o líder não pode se apresentar como um modelo a ser imitado, ou louvado como um ideal. Acabou a era dos líderes imperiais, mistura de sabedoria e poder.[39]

Um líder hoje não deve se preocupar com nenhum figurino *prêt-à-porter*, mas com a convicção do seu gesto. Não haverá um líder igual a outro, acabou a pessoa com cara de líder.[39]

Nesses novos tempos, mais importante que dar ordens é convencer e seduzir; melhor que ser sempre igual é mostrar-se criativo, respondendo diferentemente conforme o aspecto de cada situação.[40]

Um líder hoje deve saber que na sociedade de comunicação o que mais vale é a própria comunicação, a interface, o contato, além de qualquer bem material: o líder deve ser a expressão de uma cultura.[39]

Um líder hoje tem que estar pronto a suportar o mal-entendido.[39]

Não se explique e nem se justifique, não porque você seja autoritário ou arrogante, mas porque há que ser humilde em reconhecer que não há um outro a se oferecer compreensão e pedir aplauso. Isso virá, na lógica do encontro.[41]

Um líder hoje deve ter uma história para contar, sim, mas, sobretudo, criatividade para inová-la. A sua história mais vale pela paixão vivida que pelo exemplo moral do sofrimento.[39]

Um líder hoje deve adotar o Princípio Responsabilidade, não a utopia, nem o medo. O Princípio Responsabilidade exige dois movimentos: inventar uma solução e, em seguida, ser capaz de inscrevê-la no mundo.[39]

Não se é líder hoje em dia vivendo na saudade das comunicações unidirecionadas, quando o fundamental é o compartilhamento em rede.[42]

Na pós-modernidade o líder é o apaixonado que inspira, mais que controla; que entusiasma, mais que disciplina.[42]

O líder moderno estimula a eficiência – ser cada vez melhor na mesma coisa –, e o pós-moderno privilegia a criação da diversidade.[43]

O ser humano tem que insistir no que a inteligência artificial não faz. O líder pós-moderno aciona sobretudo as humanidades.[43]

O líder é confrontado à necessidade do risco e da aposta, e o que diferencia o grande do pequeno líder é o talento, a coragem, a ousadia e a criatividade.[44]

O líder moderno, TerraUm, é vertical, burocrata, protocolar, pede disciplina. O líder atual, pós-moderno, TerraDois, é horizontal, específico, flexível, pede consequência.[38]

O líder TerraUm atribui notas a seus liderados; o líder TerraDois atribui responsabilidades. Para atribuir notas é necessário haver um padrão – o que é típico de TerraUm. Em TerraDois a variação é estimulada e o limite não é o padrão, mas a responsabilidade subjetiva de cada um.[38]

O líder TerraUm corrige e dirige; o líder TerraDois inspira e entusiasma.[38]

O líder TerraUm tem status, o líder TerraDois tem estilo. Status é uma característica a ser exibida para impressionar o outro, tal como balançar no pulso um relógio milionário. Estilo, muito diferentemente, diz respeito a um prazer de bem-estar singular, sem exibição.[38]

O líder TerraUm se vale da razão asséptica, sem contaminação subjetiva; o TerraDois, da razão sensível.[38]

O líder TerraUm privilegia a interdisciplinaridade; o TerraDois, a quebra das fronteiras, a indisciplinaridade.[38]

O líder TerraUm é atento ao principal; o TerraDois é conectado ao geral.[38]

O líder TerraUm comunica; o TerraDois envolve.[38]

O líder TerraUm é moralista; o TerraDois é ético.[38]

O líder TerraUm se assegura em certezas; o TerraDois convive com as ambiguidades.[38]

O líder TerraUm busca o lucro no mundo; o TerraDois associa o lucro com a construção do mundo.[38]

O líder TerraUm diz que o cliente é rei; o TerraDois, que o cliente é cidadão.[38]

O líder TerraUm avisa dos perigos, é precavido; o TerraDois incentiva a inovação responsável.[38]

O líder TerraUm patrocina a cultura; o TerraDois é editor de cultura.[38]

O líder TerraUm projeta o futuro; o TerraDois o inventa.[38]

TRABALHO E EMPRESAS

EMPRESAS

Nesse novo planeta, nessa TerraDois, as empresas passaram a exercer um papel importante de edição de cultura, antes realizada pelos Estados.[45]

Não são apenas as pessoas que estão de cabeça para baixo, as empresas também estão.[46]

As empresas fazem dois tipos de tentativas de passar de TerraUm para TerraDois: o superficial, que é adequar-se a certos modismos atuais, e o real, de mudar a estrutura de vertical para horizontal.[43]

Muda-se uma ou outra cadeira de lugar, não a condição da gestão. As empresas precisam entender que há uma revolução em curso.[43]

A colaboração é uma característica da pós-modernidade. À medida que perde o anteparo dos padrões verticais, típicos do mundo anterior, você passa a valorizar as relações horizontais típicas da pós-modernidade, de amizade, do trabalhar junto.[43]

Corporações de identidades uniformes podem tornar-se co-operações de diferenças.[11]

O que as pessoas querem é ser conhecidas por suas histórias singulares, não pela hierarquia.[43]

Nosso momento aponta mais para experiências de vida que para acumulação de objetos, cargos ou títulos.[47]

A tendência não é mais das carreiras lineares: começou como office-boy, chegou a diretor. Não. Nossa época é de caminhos únicos e sinuosos.[47]

Não será com modelos congelados de processos, hierarquia, coach, protocolos, compliance que as empresas ocuparão o seu lugar em TerraDois. Todo o contrário. É necessário prescrever injeção de incompletude na veia.[45]

Acho um erro pensar que a valorização da equipe ocorre em detrimento do indivíduo. Nossa identidade se realiza na articulação, na parceria, no trabalho conjunto.[43]

As empresas devem falar mais ao desejo e menos à necessidade das pessoas. Elas têm que dar menos valor às histórias gloriosas e acentuar as histórias singulares.[48]

Não temendo o contrato de risco do desejo humano, na vida pessoal e no trabalho, é que se fica à altura de dois movimentos primordiais na pós-modernidade: Invenção e Responsabilidade.[45]

Na empresa com *compliance*, a pessoa não rouba por medo; na empresa ética, não rouba por vergonha. O medo pressupõe a presença do outro como observador; a vergonha é da pessoa consigo mesma e, assim, é muito mais efetiva do que o medo.[43]

Os códigos de ética têm que ser mais parecidos com pactos, nos quais os funcionários vejam representado o mundo atual e não o mundo anterior, que era de caráter disciplinador.[48]

Tentar vender a ideia de solidez pode funcionar por um certo tempo, mas é uma falácia. Legitimar o incompleto, o lugar do desejo, é um serviço a mais que uma empresa pode e deve fornecer.[45]

No mundo uniformizado em que as organizações se acostumaram a viver, a subjetividade humana não passava pelo portão. A pós-modernidade explodiu o muro que separava esses dois mundos.[49]

Em vez de muitas empresas se reinventarem em TerraDois, dando lugar e expressão à singularidade das pessoas, elas, disfarçadas em boas intenções – sim, aquelas mesmas que pavimentam o caminho do inferno –, pensam que desejo se educa e que podemos fazer a assepsia das emoções, catalogando-as como ansiedade, depressão, *burnout* e congêneres, achando um remédio para cada quadro. Não vai dar certo.[49]

Uma empresa hoje em dia tem que ser uma produtora, uma editora de cultura, se não está fadada a morrer.[46]

Já atingimos o tempo da coautoria entre a empresa e seu público: o produto não é mais posto à venda como algo necessário, baseado em uma concepção genérica do ser humano, como antes foi, mas é oferecido com *design* e de modo criativo, como um objeto de desejo suscetível à criatividade de uso e às fantasias de cada pessoa. Um produto, além de responder à necessidade, tem que contar uma história.[11]

Há um campo imenso da psicanálise neste momento, mas uma psicanálise renovada, a psicanálise para o século XXI, para o homem pós-moderno, que aposta, que exige a responsabilidade frente às suas opções. Uma psicanálise para o homem e para as empresas.[46]

O que as empresas têm a ver com o divã e a psicanálise? Tudo! Elas têm que correr, e antes que morram devem chamar um psicanalista.[46]

SUCESSO

Não existe sucesso sem risco pessoal, sem o risco da vaia.[50]

Sucesso, êxito, destaque remetem a sair, a cair, a se despregar do grupo humano a que pertencemos. Nós sofremos no sucesso, no êxito, no destaque porque aí ficamos sós.[51]

O conforto do grupo exige que cada um ceda em parte suas características singulares, para caber no uniforme grupal.[51]

O fracasso é solidário, mas a vitória é solitária.[51]

O que fazer quando nos vemos "destacados" e angustiados exatamente pelo nosso destaque? Existe a resposta tímida e a ousada, se quisermos simplificar. A tímida nos leva a recuar, a diminuir o fato acontecido, de preferência a anulá-lo se

Pílulas de Psicanálise

possível, às vezes até causando um acidente grave. A ousada exige dois movimentos: legitimar a sua diferença, nomeando-a singularmente, e incluí-la no mundo, pois ninguém aguenta muito tempo a solidão criativa.[51]

O esforço é democrático e o talento não. Ledo engano, no entanto, pensar que a conquista por mérito é mais valiosa que a conquista pelo talento. Aqueles que assim pensam não sabem o custo que uma pessoa paga para se responsabilizar pelo próprio talento. A primeira das faturas é a da exclusão do grupo, pois o talentoso é bicho raro e acaba não tendo lugar na turma.[52]

Ter sucesso é difícil. Manter, mais ainda. Junto com o sucesso vem a perda da identidade. Quem já não se fez a pergunta: "Fui eu mesmo que fiz isso?".[53]

Não importa o tamanho da plateia, o que importa é não recuar sobre a diferença que se é.[51]

BRASIL

Podemos falar de um jeito brasileiro de amar. A principal característica é a ginga, a flexibilidade, como de resto, em tudo.[54]

O brasileiro não se leva muito a sério em declarações pomposas. Nem se preocupa em sustentar um pedido de casamento na realidade prática. Primeiro o brasileiro declara e assina o sonho, depois corre atrás de sua realização. Outros povos preferem adequar os sonhos aos fatos, coisa chatíssima nestas terras.[54]

O brasileiro não se prende a uma forma convencional de expressão amorosa. Por aqui, diz o poeta Milton Nascimento, todas as formas de amor valem a pena. Outo poeta, Vinicius de Moraes, destaca o desmedido do amor na terra onde tudo dá, na infinitude do sentimento enquanto dure.[54]

O brasileiro é alguém que ama o inconsciente, que sabe – quase intuitivamente – que as ações humanas não cabem em protocolos *prêt-à-porter*. Uma das expressões dessa intuição é o muito criticado "jeitinho brasileiro".[9]

O Brasil é um país propício à psicanálise, pois esta só se desenvolve em comunidades que suportam questionar as soluções para o desejo humano, pondo em dúvida modelos padronizados.[25]

O brasileiro sabe que no fundo as coisas não são bem como se apresentam, que há sempre outra janela, outro enfoque, e que com desejo não se faz ortopedia.[25]

No Brasil, a razão sensível ganha da razão asséptica, motivo pelo qual entendo que o nosso país está em momento de contribuir fundamentalmente para a psicanálise do século XXI. E isso já se verifica.[9]

O brasileiro é uma pessoa que tem a característica de desconfiar, como aspecto supremo da organização social; ele é afetivo, muito criativo, e ousa mais do que outros povos.[46]

Pílulas de Psicanálise

O brasileiro sobrevive de uma maneira feliz, o que é uma coisa inacreditável para outros povos.[46]

O Brasil, como qualquer organismo social, é vivo e contraditório. Mas, de outro lado, o Brasil e o brasileiro têm, há muito tempo, flexibilidade e horizontalidade no laço social.[43]

O brasileiro não se assusta com a globalização, nem com a pós-modernidade. Há muito ele desconfia das hierarquias e das tradições.[43]

IDENTIDADE

Aprendi que não é sobre o outro que eu não sei. O que não sei é o que sou.[55]

A identidade humana não é estável como a dos animais. Existe uma distância estrutural entre o homem e o mundo, que o obriga a construir pontes.[56]

Nenhuma identidade pré-fabricada é boa o suficiente para ser imutável. Todas são postas em questão. Assim, escapamos de fazer da vida uma tragédia clássica, que tem final marcado.[57]

Quando se faz uma análise, as identificações, os ideais são colocados em questão, favorecendo um certo desmembramento social.[16]

As diversas formas como a pessoa se apresenta mudam de acordo com as identificações.[16]

A identidade histérica está sempre em vias de constituição futura.[11]

Um dos desafios da psicanálise é o de levar a perceber que todas as características de uma pessoa são apoios provisórios da identidade que um analisando deve ir questionando, um a um, em seu trabalho analítico, desembaraçando-se do peso de suas identificações, para poder alcançar o mais íntimo do seu ser, algo de uma estranheza familiar, como diria Freud.[58]

Nossa identidade se constrói na relação com o outro, desde o nascimento, ao recebermos um nome de família.[59]

Quanto mais você se aproxima de "si mesmo", buscando a verdade da sua conduta, mais se depara com o fato de que "si mesmo" é um outro.[56]

Cada pessoa precisa de alguém que a ajude a chamar o seu êxtimo de meu íntimo.[60]

Não é mais tanto "ame o próximo como a si mesmo", mas sim ame o próximo para saber de si mesmo.[61]

Pílulas de Psicanálise

No mundo de hoje, um mundo horizontal sem baluartes fixos, é necessário que possamos oferecer novos tratamentos às crises de identidade que se multiplicam.[62]

A máxima de Ortega y Gasset ainda é válida: "Eu sou eu e a minha circunstância". E, quando a minha circunstância muda abruptamente, fica a pergunta profundamente angustiante "Quem sou eu?", que fundamenta a crise de identidade. Aí, com frequência a pessoa se aliena em uma identidade forjada, aquela que fica bem na fotografia, a máscara; surge assim o mascarado.[62]

Na saída da sociedade moderna para a pós-moderna, não temos mais os termômetros de certo e errado que serviam para as pessoas se orientarem se estavam bem ou mal. Quando a identidade titubeia, ela se regenera, paradoxalmente, na autodepreciação.[28]

Quando o mundo é padronizado, hierárquico, faz sentido a rigidez comportamental, pois é a forma de estar o mais próximo do topo da pirâmide escolhida para subir. No entanto, quando não existem mais pirâmides, quando a sociedade se faz em redes múltiplas e mutantes, o rígido não chega nem no primeiro degrau, quebra antes. Ser, então, Camaleão é estar pronto a todas as circunstâncias.[63]

Mulheres se satisfazem na diferença, no detalhe. Homens, ao contrário, gostam da ordem unida, do grupo, da massa.[64]

A mulher não existe** quer dizer que falta à civilização, à cultura, um nome apropriado à satisfação feminina, à essência da mulher.[65]

No que toca à identidade masculina, ela passou de uma inflexibilidade poderosa, coerente com a verticalidade disciplinar do mundo de ontem, para uma participação interativa flexível, exigência do tempo presente.[40]

** Aforismo de Jacques Lacan.

Pouco a pouco, ficará claro para a maioria que a masculinidade não se baseia em nenhum grupo de iguais – seja ele confraria ou exército –, mas, tudo ao contrário, na possibilidade de suportar a expectativa da diferença, aquela representada pelo enigma de uma mulher frente a um homem.[40]

Sorteio, doença, acidente, glória repentina, viagem inesperada, enfim, mudanças rápidas de status são uma ameaça para a identidade. A identidade humana é frágil, flexível, responde ao ambiente, para o melhor e para o pior.[66]

Quando alguém se vê inabalável, deixa de se ver. Por isso se machuca, para se sentir. Até popularmente as pessoas falam: "Deixa eu me morder para ver se estou acordado".[53]

Triste e capenga visão do que seja a intimidade de uma pessoa: a lombada de seus livros? Suas fotos? Seus amigos? Sua roupa? Não, nada disso, esses traços podem ser indicações, alusões – e quantas vezes falsas! –, mas não dizem do cerne de uma pessoa.[58]

Do ponto de vista psicanalítico, temos três tipos de intimidade: imaginária, simbólica e real. A imaginária e a simbólica têm em comum o fato de poderem ser representadas: uma na imagem e outra na palavra. O mais interessante para os dias de hoje é a terceira, a intimidade real, por exatamente não poder ser representada. Ela diz respeito a um sentimento silencioso que habita cada pessoa, que só podendo ser aludida poeticamente orienta os atos fundamentais da vida de cada um.[67]

Cada pessoa encontra um ponto opaco em si, que só tem significado quando falado com os outros, em uma ligação horizontal, criativa, poética – em um novo tipo de amor. No final da análise, o novo amor não é uma escolha, é uma necessidade.[55]

EXPECTATIVA DO OUTRO

São infinitas formas que nós temos de saber se estamos corresponder ao que foi esperado de nós. O problema é que a gente nunca corresponde, e não só porque não sabemos corresponder, mas também porque aquele que espera algo da gente também não sabe bem o que quer.[22]

Quando a gente descobre que o outro não sabe nada a nosso respeito, não podemos mais pedir desculpas. Temos, portanto, de nos responsabilizar por nossos atos, não estamos mais em função do outro.[22]

O fofocado nunca deve assumir o lugar de condenado que lhe é proposto; assim fazendo, a fofoca voltará como descrédito a quem a inventou.[68]

O poeta está mais livre do peso da expectativa do outro sobre ele que um homem comum. Ele não fica tentando controlar como o outro vai entender o que ele diz; seria até engraçado imaginar a cena de um escritor que tentasse ao mesmo tempo escrever e impor como deveria ser interpretado.[69]

Temos que abandonar as tentativas de responder à insaciável expectativa do outro – missão fadada ao fracasso – e passar a constituir nossa identidade, em um duplo movimento: Invenção e Responsabilidade. Invenção de uma resposta singular ao seu desejo e Responsabilidade de expressá-lo no mundo.[59]

ANGÚSTIA E SINTOMAS
PRÊT-À-PORTER

O aparecimento da angústia é pura repulsa ao desejo.[16]

No caso da glória súbita, contrariamente ao bom senso que levaria a pensar que aí tudo é felicidade, o que angustia é a sensação oceânica de expansão egoica, do tudo pode.[66]

Se antes o mal-estar localizava-se na impossibilidade da realização, hoje ele se manifesta na angústia da escolha. Quanto mais aumenta o risco da escolha, maior a angústia.[11]

Nessa época em que se perdeu o *how to do*, o que é certo e o que é errado, as pessoas têm angústia de exercer essa liberdade. Como tudo pode, é possível errar mais. E isso as aflige. Ao expressar o desejo mais livremente, elas se angustiam, porque têm o poder da escolha.[46]

Se entre dez possibilidades se escolhe uma, a única certeza é que se perderam nove. Como suportar isso? Aprendendo a lidar com a angústia paralisante da expectativa do outro. Escolher é se arriscar.[70]

A decisão é muito importante hoje, quando vivemos uma mudança de era, de época. Quando isso acontece, há uma desestabilização na segurança, das referências, o que aumenta a importância da decisão. E aqueles que não conseguem se decidir ficam deprimidos.[25]

Mulheres, por não aderirem a padrões, têm sempre muito a escolher e, em decorrência, sofrem pela falta da garantia da escolha.[64]

A insatisfação feminina pode ser doença ou provocação. Doença, na histérica imobilizada em sua eterna e repetitiva queixa ao outro, para que lhe restitua aquilo que lhe faltou. Provocação, na sua exigência de uma satisfação além do limite comum, que não se contenta com os troféus que os homens lhe exibem para acalmá-la, pedindo ainda mais, mais além das evidências.[64]

Angústia na psicanálise é igual a colesterol na clínica médica. Não dá para tirar o colesterol da pessoa, mas existe colesterol bom e ruim, e temos de transformar o ruim em bom. Também não dá para tirar a angústia das pessoas, mas dá para transformar a angústia ruim em boa.[43]

É fundamental na psicanálise de hoje o trabalho com a angústia que, de inibidora paralisante, passa a motor de invenção pessoal.[11]

A angústia ruim é aquela que se defende no medo. Eu fico angustiado, com medo, e isso me leva a me petrificar em soluções que um dia foram válidas para mim. Portanto, vou para trás, num movimento reacionário.[43]

A angústia boa é a que vira criatividade. No entanto, criatividade aumenta o risco.[43]

O estresse é uma falta de narrativa.[71]

A sociedade é capaz de produzir sofrimentos e alegrias em modelos *prêt-à-porter*.[11]

Os sintomas neuróticos são formas impróprias de resposta a "quem é eu". Os sintomas neuróticos dão nomes impróprios ao sujeito.[72]

Prefiro pensar que, se há muita depressão – *lato sensu* –, é porque sofremos uma revolução dos parâmetros que atuam na formação da identidade.[28]

A depressão ocorre quando alguém perde seu referencial de identificação.[56]

Estamos na época da medicalização da vida, na qual se acredita que para tudo tem remédio.[28]

Tomando a sério a expressão "para tudo tem remédio", querem nos levar a concluir que todo problema é doença, pois doença é aquilo que se trata com remédio.[25]

As pessoas se queixam aproximadamente sempre das mesmas coisas porque no fundo a queixa é uma interpretação de que algo não vai bem, e o arsenal de queixas que a sociedade legitima é restrito, daí suas repetições.[51]

Muitas pessoas se aferram a um sofrimento de alto valor social, para se justificarem em suas dificuldades. Por isso gozam no sofrimento, perdendo a sua singularidade. Cada um de nós chora ou sorri por detalhes irrelevantes aos olhos dos outros. Difícil é reconhecer e sustentar isso.[73]

A compaixão é um remédio que muitos carregam no bolso para afastar o sofrimento.[61]

O neurótico tem sempre uma reclamação, ele tem sempre para quem reclamar. O que se perde numa análise é justamente o direito à reclamação.[16]

Há uma certa comodidade na neurose. A neurose protege o sujeito da realidade, pois nela há sempre alguém para culpar.[16]

A neurose veste o desejo de uma forma nobre para ser aceita no baile da vida, no baile da civilização acomodada. A neurose acomoda, dá um lugar para o desejo, acomoda no sentido da relação de compromisso.[16]

Leva-se um tempo em psicanálise para se desfazer dos falsos nomes da dor, dos nomes *prêt-à-porter* disponíveis no mercado.[51]

Sobre o projeto de pesquisa no Centro do Genoma Humano – USP "Desautorizando o sentimento *prêt-à-porter*": em vez de oferecermos o sorriso empático e superior de alguém que reconhece a infelicidade dolorosa do outro, convidamos as pessoas a darem respostas mais originais ao que não se sabe, fora da caixa dos sofrimentos padronizados.[74]

Aquele que sofre tem a certeza de que, se não está bem, isso é devido, é causado por um elemento de circunstância que o desequilibra. É função da análise demonstrar o Real, ou seja: a interpretação analítica põe uma diferença nessa ordem implicadora de causalidade.[75]

Não há uma só forma de lidar com os "cetemques", cada um tem que descobrir qual é a sua. O que podemos afirmar é sobre

Pílulas de Psicanálise

a pior: ser escravo da expectativa que geram os "cetemques". Muito, mas muito melhor é suportar a angústia da escolha propiciada por um mundo múltiplo, como o atual, e inventar para si uma ação mais perto do seu desejo. Aí está: o melhor antídoto para o vírus emburrecedor dos "cetemques" é o se arriscar a responder às indicações evasivas do seu desejo.[76]

O que afeta nossa saúde mental hoje é a nossa incapacidade de legitimar novas formas de viver.[21]

HUMANO: INCOMPLETO, SINGULAR E CRIATIVO

Somos a única espécie que tem dúvidas até sobre o que somos. Não temos conhecimento da nossa essência.[61]

O ser humano varia a cada instante porque sua existência é anterior à sua essência, o que faz que, por um lado, nós sejamos muito frágeis, por outro muitos criativos.[71]

Se enfrentamos hoje uma mudança, é porque não somos seres naturais, dotados do código da sobrevivência em nossos instintos.[56]

Quando Freud põe em título "O mal-estar na civilização", não é porque pense que o mal-estar tenha cura em um suposto bem-estar, mas sim que aí reside nossa criatividade.[77]

O mundo pós-moderno é das singularidades, das diferenças que pedem para ser articuladas e não tolhidas.[42]

A cada um é necessário esse tanto de tolice otimista, que poderíamos reconhecer com o termo, dos gregos, entusiasmo.[56]

A lei não consegue legislar sobre todo o universo da experiência humana.[46]

O novo não é ver o nunca dantes visto no estranho, mas ver no sempre visto o que nunca foi visto antes. É fundamental manter viva a curiosidade que nos leva a retirar e perceber o singular, o detalhe, a diferença, mesmo frente a um mar de aparentes igualdades.[78]

Nesta sociedade que perdeu os parâmetros, há que tomar cuidado em se pensar que finalmente somos todos iguais. Não, ao contrário, o que fica evidente é que somos todos diferentes, o que exige muito mais responsabilidade em qualquer relação.[7]

É porque o outro é diferente de mim que eu posso, com ele, construir caminhos até então impensados.[59]

Paga-se um preço por não ser idiota. Porém, o contrário do idiota não é o esperto, é o tolo – aquele que suporta a incompletude, que vive no mundo mesmo sabendo que ele é incompleto. O cínico, por sua vez, sabe que, como idiota, ele é incompleto, mas finge não saber. Há uma proximidade entre o cínico e o perverso.[16]

Já está mais do que na hora de darmos um basta à hipocrisia amável do "eu também". Não há o que temer na diferença radical de cada pessoa, ao contrário.[14]

Há que diferenciar moral de ética. Moral, como o estabelecimento de um bom para todos; ética, como a responsabilidade frente ao singular de cada um.[42]

É fundamental substituir o termo "qualidade de vida" por "vida qualificada", no qual o substantivo não é mais "qualidade", e sim a "vida". Ou seja, uma vida qualificada está associada à responsabilidade de inventar uma satisfação pessoal e passá-la no mundo.[79]

Não surgiu nem surgirá uma abelha Niemeyer que faça uma curva no hexágono perfeito de sua casa. Já nós, humanos, estamos sempre buscando a diferença no que fazemos: a criatividade está em nosso cerne.[80]

Estar aberto ao inesperado diz de uma posição subjetiva de poder reconhecer, no sentido de legitimar, que coisas muito importantes na vida acontecem apesar de nós e dos nossos planos, e nos interpretam. Interpretam, pois, quando topamos com elas e a elas dizemos sim, aí, ao acharmos é que se revela o que estávamos procurando.[81]

A quem se ressente e sofre a impotência, podemos propor outra resposta: saber se virar com o impossível. Quando não existe mais estrada, há uma oportunidade maravilhosa. Que a pessoa a invente.[55]

Com sua posição de responsabilidade ética, e por sua estética aberta, generosa, o poeta faz com que nós também nos livremos das autoacusações acachapantes e nos arrisquemos a inventar soluções mais singulares a nossos desejos.[69]

O bom senso e sua expressão corriqueira – o senso comum – são tapa-buracos de uma estrada bem mais complexa, divertida e criativa que é a vida humana.[82]

Neste mundo horizontal, todas as singularidades têm direito à expressão. Logo, neste mundo somos todos diferentes.[83]

Não há como transformar a vida em algo irresponsável, insosso, inodoro, incolor, em que tudo teria hora e lugar predeterminados. Se doença tem remédio, a vida não tem, ela é um renovado contrato de risco.[11]

Nenhum "novo normal" vai tapar o buraco da incompletude humana.[84]

A harmonia com o intangível requer a implicação de cada um em suas escolhas singulares do modo de viver.[84]

DESEJO

A psicanálise trata de algo bem pontual – o desejo. Apenas isso. Nada mais. E quanto![85]

Desejo é um nome quase *naïf* do que há de singular em cada pessoa.[84]

O desejo é a expressão de uma falta na representação de mim mesmo.[86]

Há um órgão que rege a psicanálise – a lógica do desejo, capaz de recontratar o analisando com sua palavra.[16]

Somos todos incompletos; consequentemente, somos seres desejantes. O desejo só se dá em decorrência de uma falta.[45]

Não há possibilidade de controle racional completo de nossas ações; uma dose de aposta está presente em qualquer decisão, enfim, a vida é contrato de risco, marcada pelo desejo.[9]

Desejar, para o ser humano, é buscar algo no mundo, partindo do princípio de que o homem não possui sua satisfação determinada em sua natureza.[11]

Hoje em dia, por mais que se pense poder controlar biologicamente as emoções humanas, temos de nos dar conta de que o desejo é sempre surpreendente. Para melhor ou para o pior.[25]

Os planos tecnológicos para recobrir falhas, endireitar as relações humanas, tamponar os buracos, não resistem à emergência disruptiva do desejo.[56]

O ser humano – que não é para principiantes – responde a dois tipos de princípios: o da necessidade e o do desejo. A necessidade é normalmente uma expressão coletiva. Já o desejo é um princípio da singularidade de cada um que se adéqua ao bem comum por um certo tempo, mas com limite.[82]

Como resolver a aporia entre necessidade e desejo? Como nadar, nadar e não morrer na praia? Respondo: com uma responsável articulação entre os dois lados, necessidade e desejo, mesmo que provisória.[82]

Na ausência de um basta exterior, o que permite nos orientar é o desejo.[24]

O desejo não é glutão, não se alimenta de indiferenças. Todo o desejo é desejo de alguma outra coisa, de uma coisa que desacomoda, que nos tira da área de conforto.[24]

As mulheres são basicamente insatisfeitas, o que equivale a dizer que são basicamente desejantes.[64]

Mulheres insatisfeitas, de desejos insatisfeitos, querem novidade, mudança; homens satisfeitos, de desejos impossíveis, querem o mesmo, a segurança da repetição. E assim ficam juntos até o dia em que finalmente se entenderem...[64]

Se não vemos o objeto de desejo diretamente, à luz do dia, notamos sua presença no sentimento da força estranha, maior que nós mesmos, que nos habita exigindo uma resposta criativa e responsável.[24]

Quando entendemos que até mesmo a história é construída e pode ser reelaborada, o mundo torna-se função do desejo.[11]

Nada a ver com o mais-mais enlouquecido das obrigações hedonistas, o objeto do desejo é fruto de lenta depuração. Ele é pontual, silencioso, preciso, delicado, refinado, instigante. Não se resolve no carnaval das mortalhas genéricas, mas nas escolhas uma a uma. Mas, repito, ele nos tira das nossas áreas de conforto.[24]

Triste tempo este, realmente, em que tentam dessubjetivar a responsabilidade pessoal frente aos sentimentos. Mas não vai funcionar, como nunca funcionou na história da humanidade quando já tentaram amordaçar o desejo humano.[28]

A lógica do inconsciente é uma lógica fundada na falta, que afirma que o desejo permanece, não cessa com respostas prontas e exige decisão constante.[11]

Paradoxalmente, uma análise vai lhe mostrar que há um limite ao conhecimento e que fazer uma análise não é conhecer mais, mas se defrontar com o impossível de tudo saber, frente ao qual só resta uma possibilidade: a de inventar uma solução e a de publicá-la, o risco de seu desejo.[87]

"Você quer o que deseja?" não é uma pergunta moral, é uma pergunta ética. Você suporta a sua singularidade ou não? Na pós-modernidade é a grande pergunta, se a gente suporta a singularidade que cada um é.[2]

Não há nada mais desestabilizador do ser humano do que seu desejo. E não necessariamente a gente quer o que a gente deseja.[2]

Muitas das promessas ficam só nas promessas porque é bastante comum não querer o que se deseja.[25]

Do ponto de vista psicanalítico, o desejo é sem objeto direto ou indireto. O desejo é a marca da nossa incompletude.[2]

Se quisermos traduzir em conceito, entrar em análise é sair de uma moral dos costumes e se instalar na ética do desejo.[87]

Se dar conta do seu desejo é se deparar com o impossível da resposta da vida.[2]

RIDÍCULO

O analista levanta o ridículo de cada um.[16]

A ideia básica do ridículo é que a expressão elementar do desejo é ridícula, o desejo é ridículo na medida em que contradiz a ordem do mundo. O que contradiz a ordem do mundo é estranho, é esquisito; tende-se a dizer que não deveria ser assim, tendemos a ridicularizá-lo.[16]

Talvez pudéssemos dizer que uma análise é o cálculo do ridículo, é a inscrição do ridículo na vida, é trazer o obsceno, que é ridículo, à cena. É poder fazer a cena do ridículo sem ser obsceno.[16]

Um apelido carinhoso de uma pessoa para outra é muito ridículo a um terceiro. A civilização rotula de ridículo tudo que é particular. A análise não é para envergonhar, no sentido de ensinar boas maneiras – é para sustentar o ridículo, base da própria análise.[16]

O desejo é ridículo e temos duas opções de lidar com ele: neurotizá-lo ou sustentá-lo. A ideia é bastante simples, bastante elementar. É singela a psicanálise.[16]

Uma metáfora ilustrativa do que quero dizer para uma análise: conseguir, com as palavras para sempre recalcadas, ridículas, escrevê-las em cartas de amor.[16]

Pode-se fazer com o ridículo uma formação de compromisso, como dizia Freud na famosa definição de neurose, ou seja, uma relação de compromisso entre aquilo que o mundo permite e o desejado.[16]

Querer o que se deseja implica o risco da aposta – toda decisão é arriscada – e a coragem de expor sua preferência, mesmo sabendo que toda carta de amor tende ao ridículo, como lembra Fernando Pessoa.[25]

Uma análise possibilita sair da culpa, da vergonha, e inscrever o ridículo.[16]

MEDICINA
E
TECNOCIÊNCIAS

A psicanálise não está ameaçada pelos progressos da ciência, ao contrário. Isso porque a psicanálise aponta o excesso, aquilo que escapa aos sistemas fechados e às explicações do bom senso, sejam elas científicas ou não.[88]

Ciência e psicanálise caminham juntas. A ciência progride, a clínica psicanalítica muda.[72]

A psicanálise se ocupa do silêncio da ciência, onde cala o saber e se aponta, designa, o ser. Essa é a subversão do sujeito freudiano.[72]

Darwin ficou ultrapassado em TerraDois. Ele entendia que haveria uma seleção natural das espécies, com os animais mais adaptados sobrevivendo. Hoje há a seleção artificial das espécies, com as correções que fazemos no organismo para melhorar a performance, do uso de próteses à correção da glicemia no diabetes.[43]

Um dia, em vez de remédios para memória, teremos um chip implantado no cérebro com memória de inteligência artificial.[43]

O pós-humanista quer saber como a gente pode se desembaraçar do corpo.[2]

Teremos, cada vez mais, em TerraDois, que exercitar a complementariedade homem - tecnologia. Inúmeros empregos deixarão de existir. Outros muitos estão surgindo. O problema é nos educarmos rapidamente em novas bases, sem sabotagem.[89]

Não acredito que o progresso científico criará uma inteligência artificial forte. Para isso, teria que ser possível cifrar a essência humana. Essa, no entanto, é vazia.[80]

A principal qualidade do ser humano, existencial e não substituível pela máquina, é sua inteligência criativa.[43]

A ciência se realiza cientificamente, mas se justifica subjetivamente. O discurso da ciência, em si, é científico, a razão dela não é científica. Quando eu faço a bomba atômica, eu a faço cientificamente. Quando eu lanço a bomba atômica, eu o faço politicamente.[2]

Somos agentes da ciência, mas nós somos médicos. A ciência em si não trará as respostas éticas.[71]

Uma questão a que todos os médicos terão que responder: eu vou ter que ficar em uma verdade asséptica ou uma verdade sensível?[71]

Médicos deixarão de existir? Não, não deixarão; ao contrário, retomarão os princípios éticos fundadores da medicina. As máquinas, a tecnologia e a inteligência artificial preencherão melhor os protocolos. Mas máquinas não pensam a si mesmas, não duvidam, não têm questões éticas. O médico precisa se reinventar urgentemente, e sua perspectiva de ação em TerraDois é enorme.[90]

Os médicos não devem temer a inteligência artificial; devem trabalhar em sua contraparte. Mais que nunca o médico na sua tradição hipocrática será essencial. Porque o processo decisório não será da máquina. Será do médico. O médico não pode abrir mão da sua decisão. O ato médico será essencialmente um ato de risco.[71]

O sonho da medicina baseada em evidências trouxe uma dessubjetivação do médico. Curiosamente, os médicos almejaram sua própria destituição como médico. Desconfiando de si mesmos, eles acharam que a certeza da máquina seria mais importante do que sua dúvida. A dúvida do médico é mais importante do que a certeza da máquina.[71]

Depois da massificação dos tratamentos protocolares e dos procedimentos padronizados, caminhamos a largos passos para a singularização de cada atendimento. Singularização, não particularização. O que é "singular" é incomparável, enquanto o "particular" é parte de um todo.[90]

A tendência é a medicalização da felicidade, é o sonho cientificista de que para tudo há remédio. Em resumo, estamos em um momento reacionário da volta de atitudes moralistas, neorreligiosas e pseudocientíficas.[11]

O psicanalista é o avesso do médico, mas não avesso a ele.[72]

Se na medicina o percurso tende a tudo dialogar, na psicanálise tende-se à demonstração da perpetuidade de um silêncio. Dialogamos, sim, para evidenciar o silêncio. A isso se chama demonstrar o Real.[72]

A Psicanálise se define por sua ética, como queria Lacan, e a ética da Psicanálise é o avesso da ética médica, por conseguinte, das psicoterapias. Isso não quer dizer que uma coisa seja melhor que a outra, mas que é fundamental reconhecer as diferenças para que haja uma colaboração efetiva entre os campos clínicos e não mútuo borrão, como sói acontecer.[87]

Do ponto de vista psíquico, estamos confrontados com um fenômeno totalmente novo: até recentemente as pessoas iam a um médico para saber o que tinha lhes ocorrido; hoje, cada vez mais, vai-se ao médico para saber o que vai lhe ocorrer. Não é tanto a medicina do futuro, mas a medicina do meu futuro.[74]

As inovações, como a decodificação do Genoma, não vão fazer com que a dúvida humana deixe de existir.[88]

Frente aos testes de genética de farmácia que estão por acontecer, estejamos preparados para saber interpretá-los geneticamente e, às suas reações, psicanaliticamente.[74]

Hoje a gente pode mais do que quer. O limite não é dado nem por meios físicos, nem por meios tecnológicos. Nós ultrapassamos esses limites. E, quando a gente pode mais do que quer, a gente precisa escolher o que a gente quer.[2]

Sempre haverá um silêncio renovado no avanço do discurso da ciência. A cada prova realizada, outros tantos improváveis são criados. A lanterna que ilumina é a mesma que cria a sombra.[91]

A incompletude humana não necessita de defensores, ela se impõe por si só, e cabe aos analistas saberem estar no seu tempo, recolhendo os efeitos das novas sombras criadas pela forte luz dos avanços científicos. O que melhor para isso senão a clínica do Real, de Jacques Lacan?[92]

INTERNET

Monólogos articulados tomam o lugar dos diálogos compreensíveis, em nossa época. Vivemos em uma Ágora eletrônica, encontramo-nos nessa praça aberta pelo tempo de um tweet, de um pio, tá ligado?[29]

As redes sociais evidenciam a nossa natureza humano-dependente, elas não são culpadas disso. Pessoas são dependentes de pessoas desde que o mundo é mundo. Nós nos entendemos sempre através do outro.[4]

Hoje, a possibilidade de uma pessoa deletar a outra, tanto metafórica quanto literalmente, é muito frequente. Passa-se da amizade para a indiferença absolutamente sem cerimônia nesta sociedade.[93]

Eu sei tudo de você: olho seu WhatsApp, baixo seus e-mails, fuxico seu Instagram, bisbilhoto seu Facebook. E, se der, gravo suas conversas e filmo os seus momentos. Oh, quimera pós-moderna, ilusão dos inseguros. Nada disso, pessoinhas antenadas, nada de pensar que sua bisbilhotice vai lhes trazer maior conhecimento a respeito de quem quer que seja...[5]

Paulatinamente, o ideal das relações assépticas, supostamente científicas, limpas de qualquer afeto, abrirá espaço para o cara a cara, o olho no olho, o cada um pôr de si. Já é assim nas redes sociais; nelas não se fala por meio de intermediários, de embaixadores porta-vozes, e sim diretamente. Nossa época aponta à diminuição dos intermediários em todas as áreas do convívio, o que é seguramente muito interessante para a experiência humana.[94]

Em um mundo em que canais oficiais se distinguiam claramente dos informais, era fácil separar a fofoca da informação. Não é o que ocorre em nossos dias de uma sociedade horizontalizada, na qual os meios de comunicação estão à disposição de todos, de forma fácil, barata e eficiente. Todo mundo pode comentar tudo, estamos no mundo da fofoca generalizada.[68]

A progressão do reconhecimento digital de nossos corpos é inevitável. Resta saber, apesar disso, se o pesadelo do con-

Pílulas de Psicanálise

trole total é exequível. A resposta é não. A cada avanço das bugigangas de vigiar o outro, pensando que nada escapa às máquinas, surgem novas escaramuças.[95]

Imagens podem ser roubadas, palavras podem ser copiadas, mas a intimidade real não; ela é indevassável exatamente por não ser passível de representação.[67]

Neste mundo de aparente tudo pode, e de em tudo estou, não por isso devemos nos assustar que, ao lado do aumento dos acessos aos meios virtuais, vejamos crescer em paralelo os lugares de encontro físico, sejam eles *campus parties*, igrejas, consultórios, bares, cruzeiros. Os motivos são variados e o que neles se realiza também, mas a necessidade é uma só: estar junto.[60]

LINGUAGEM

Muitas coisas na vida têm explicação, mas nem por isso são compreensíveis.[11]

A interpretação só opera pelo equívoco.[11]

Se não conseguimos escapar ao mal-entendido, não é por erro ou por má vontade, mas porque ele é inevitável, uma vez que o que dói e o que dá prazer têm sempre uma carga de inominável.[30]

O dito em análise jamais será suficiente, e pode continuar indefinidamente, porque nem tudo pode ser nomeado.[61]

Não há nenhuma outra forma, a meu ver, de respondermos ao mal-entendido senão nos fazermos responsáveis por um entendimento.[56]

O poeta não teme o mal-entendido porque aprendeu que ele não é um erro, é estrutural da espécie humana, como demonstrou Lacan.[69]

A psicanálise tem estado presente em uma ampla gama de preocupações do homem. Ela trata do fato de o homem ser obrigado a passar pela palavra o que quer, o que ama, o que odeia, o que espera e, a partir daí, ver-se confrontado aos mal-entendidos cotidianos.[85]

Quando a palavra não é mais necessária para intermediar o que se quer, para refletir sobre o que se teme, para inquirir o que se ignora; quando a palavra perde sua função de pacto social, ficamos suscetíveis ao curto-circuito do gozo. O gozo que prescinde da palavra é, em consequência, ilógico e desregrado.[96]

As palavras afetivas, os apelidos íntimos, os bilhetes acariciadores não são para ninguém ver, fora a dupla amorosa, que os guarda em caixinhas mais ou menos seguras. Às vezes até mesmo os parceiros podem ficar envergonhados na manhã do dia seguinte, ou depois de o amor passar.[3]

O amor e suas palavras, por serem tão estranhos, inclusive aos amantes, provocam, com frequência, o desejo de ter um lugar no mundo, em uma carta, em um casamento, em um ato no qual se assuma o estar bobo por alguém. Quem não sabe que os maiores fofoqueiros de casos escondidos são os próprios cúmplices?[10]

A linguagem não é por si mesma uma mensagem; ela apenas se sustenta da função de furo no real.[11]

O fundamento do feminino é o próprio furo da linguagem.[11]

O sujeito obsessivo não expõe a falta em seu discurso. Ao contrário, ele recobre a falta com as respostas que já possui, com o discurso que já tem a seu alcance.[11]

A experiência clínica mostra justamente que, quanto mais se fala, mais se mostra a ineficiência da linguagem para expressar o desejo.[56]

Consideramos a responsabilidade como o peso da própria linguagem.[11]

A responsabilidade é fundada na relação singular com a fala, não na geral, comum, do significante comunicável.[11]

A palavra que antes dizia hoje toca.[16]

Ressoar é um encontro.[11]

Silêncio é para ser vivido sem compreensão.[61]

VERDADE

Qualquer verdade pode ser questionável em TerraDois.[2]

A verdade está na aparência. Ela é provocada a partir da aparência. É toda uma modificação na maneira de ver, de apreender a verdade.[16]

Não considero que estejamos presenciando uma crise da razão. Constatamos, sim, que a razão não dá conta do corpo.[56]

Em uma análise, a verdade máxima que a pessoa alcança é sempre posta sobre questões às quais caberia o silêncio — portanto, ela será, no melhor dos casos, uma "verdade mentirosa".[55]

A verdade correspondencial e a verdade coerencial não suportam o percurso de uma análise. Então, como nomear a verdade própria do final de análise? Seria uma verdade incompleta.[11]

Por mais assépticos que nós queiramos ser, ninguém escapa subjetivamente de uma decisão, porque o que fecha a decisão é a assinatura, é a presença subjetiva de alguém. É o nome que fecha o círculo aberto do saber.[2]

A razão asséptica é aquela que faz provas a partir de número e tirando a subjetividade acha que tem o acesso à verdade. A razão sensível é aquela que sabe que nada na natureza humana pode ser feito sem a sua subjetividade.[2]

O fenômeno das notícias falsas não é uma novidade; o que é novo é sua quantidade colossal, facilitada pelos meios digitais de comunicação, associados a uma TerraDois, a um mundo pós-moderno, no qual a falta de padrões verticais estáveis possibilita a experiência profética de Nietzsche de que não há fatos, mas só versões.[97]

A fofoca vive bem neste nosso novo mundo, que funciona mais pelo ressoar que pelo raciocinar.[68]

A sociedade clama por verdades estáveis, garantidas e claras, tal qual um analisando o faz ao se deparar com a instabilidade da verdade mentirosa, que exige um tipo especial de responsabilidade frente ao acaso e à surpresa, que se consegue em uma análise.[97]

TerraDois é um mundo que funciona por certezas temporárias que mudam com muita velocidade. Uma certeza é diferente de uma verdade. Uma verdade você demonstra; uma certeza, você testemunha.[2]

Quem quiser esperar o conhecimento completo de todas as premissas para só depois concluir está fadado a nadar no pântano da indecisão.[44]

Estaríamos vivendo a era da transparência total? Engano. Seria transparência se tudo o que pudesse ser visto, se tudo o que se publicasse, fosse verdade. O paradoxo é que ocorrerá exatamente o contrário: tudo, *a priori*, será mentira e as pessoas ficarão tontas correndo atrás da verdade.[94]

Frente à invasão da fofoca em todas as vidas, como se defender? Podemos depreender de Jacques Lacan uma lição simples: nunca dê consistência ao Outro. O que quer dizer isso? Elementar: a fofoca, exatamente por sua característica de incerteza, pede para ser comprovada, e não há melhor comprovação que aquela oriunda do fofocado, através de ações do gênero: desmentido, irritação, agressão, disfarce.[68]

O consenso não é realizável devido à equivalência de valor-verdade entre opiniões contrárias. Temos que aprender com a psicanálise a articular as diferenças, na desistência de um senso comum.[98]

A polarização é a presença de suas razões que não se apagam uma à outra.[83]

A gente não vai resolver a polarização. Nós que teremos que mudar e saber que estamos vivendo em um mundo em que a verdade é múltipla. E, se a verdade é múltipla, eu não tenho a verdade.[83]

Como será um mundo baseado em uma verdade incompleta, por ser impossível de dizê-la toda, e não em verdades trancadas a sete chaves, hoje escancaradas pela era digital? Começamos a desenhar seu esboço, mas estamos longe de termos um mapa claro e definido. O que podemos por enquanto deduzir é que a taxa de pessoalidade vai aumentar, entre todos, não só os amigos, mas em qualquer tipo de parceria.[94]

Uma sessão de psicanálise lacaniana pode ser muito curta, porque se entende que não se chega necessariamente a maiores verdades falando por mais tempo.[99]

PSICANÁLISE

Uma análise foi feita para fazer dormir ou para acordar?[58]

A psicanálise é a disciplina mais avançada que nós temos para refletir sobre a pós-modernidade.[46]

Nada na clínica será posto no piloto automático.[57]

A psicanálise está em todo lugar onde houver o humano e a incidência do Real.[100]

A psicanálise está sempre lembrando que o mundo é incompleto e que há um sujeito que tem de se responsabilizar por isso.[25]

A análise vai do acidente à coincidência.[11]

A psicanálise não constitui novas fórmulas estáveis sobre o homem.[11]

Por não haver dogma lacaniano, existe a orientação lacaniana.[11]

A cada sessão, a pessoa se depara novamente com o fato de que não saberá mais de si.[55]

Uma psicanálise deve levar a pessoa, em primeiro lugar, a inventar, e, em segundo lugar, a sustentar sua invenção no mundo.[56]

A psicanálise é o tratamento pelo diálogo impossível.[72]

As razões ditas "inconscientes" jamais bastarão para explicar minhas ações.[55]

Fazer análise não é normatizar, não é moralizar dando a justa opção a alguém, mas possibilitar que alguém trabalhe a palavra numa nova ordem de grandeza, tão grande quanto a entrada do zero na civilização.[16]

Impossível se submeter a uma análise, ou dirigir uma análise, e ao mesmo tempo fazer sugestão, um tipo de ajuda. Há uma radicalidade necessária à psicanálise.[16]

Psicanálise é algo que realmente tem que valer a pena: para o analista e, sobretudo, para o analisando.[16]

Uma psicanálise começa quando a pessoa se implica na sua queixa.[101]

Uma análise se faz na relação direta com um analista, e a resposta que talvez possamos ter é o esgotamento das histórias, é o momento em que as posições que a pessoa ocupava na repetição neurótica de sua história são relatadas em sua própria análise ao analista.[16]

A psicanálise só funciona para quem quer contar algo para o Outro. Quando alguém quer se queixar para o outro, a medicina funciona; o tio, o avô, a assistente social também. Quando se quer contar, é diferente. O trabalho do analista consiste em fazer passar da queixa para a vontade de contar: "Eu quero te falar do meu amor, das coisas que aprendi nos livros".[16]

Numa analogia, fazer uma análise seria levar a palavra a uma mudança de grandeza, onde a palavra adquiriria uma nova grandeza revolucionária na vida da pessoa.[16]

A pessoa deve mudar depois de uma análise, deve poder cantar sua vida numa nova razão. É o que se pode obter numa análise: uma nova retórica que é uma nova razão de dizer.[16]

Uma análise mostra que todos têm algo a ultrapassar – uma lei do desejo que a cada instante os obriga a se confrontarem ou dormirem em neurose esplêndida.[16]

Numa análise sente-se o gosto do seu ser, come-se às últimas consequências o seu ser. Comer é reconhecer como seu o ser, é responsabilizar o analisando, em vez de culpabilizá-lo.[16]

A interpretação é um dos instrumentos do psicanalista. Ela se dá sempre a partir do relato da pessoa, que fala livremente tudo o que lhe vem à cabeça, sem uma tentativa de elencar coisas mais importantes ou menos importantes.[46]

A análise vai referenciar à pessoa não aquilo que ela tem, não suas posses, mas aquilo que ela não tem.[16]

Se houvesse um bom entendimento não haveria psicanálise.[56]

A análise permite à pessoa chegar à conclusão precipitada. Em relação a quê? É precipitada quanto a uma suposta conclusão, justa e demonstrável.[11]

Quando uma pessoa nos conta tudo o que lhe vem à cabeça, ela nos mostra a matriz da forma como ela significa o mundo. Então, o psicanalista mostra isso ao paciente para poder perguntar se ele quer continuar utilizando essa marca ou quer mudar.[46]

Eu acho que talvez a psicanálise seja a mais humana das disciplinas, porque ela une teoria e prática. Ela não só fala como a psicologia, por exemplo, mas age sobre o ser humano, fazendo a clínica do homem, possibilitando a ele se deparar com o mais essencial e característico da vida humana.[46]

A psicanálise se dá muito mal em países totalitários – militar, política ou moralmente –, que estabelecem padrões coletivos de comportamento, onde todos gostam do mesmo sanduíche e vaiam o mesmo filme.[25]

"Decidir-se na incerteza" pode ser um bom lema para uma bandeira psicanalítica.[102]

A resistência é o que a psicanálise trata e legitima: o desejo, o amor, o gozo, a ambição, o ódio, enfim, as paixões humanas que assustam uma vasta maioria de pessoas que nelas veem um risco para suas tranquilidades acomodadas.[9]

A psicanálise tem que dar para alguém a possibilidade de suportar a insegurança de suas escolhas. Suportar o risco da vida.[83]

Analisar não é vender um saber. A clínica consoa, assim, as condições da globalização, que requer opção constante, e na qual o limite não nos é externo: é unicamente a fidelidade àquilo que nos representa, a singularidade de cada um.[33]

Não há contraindicações para a psicanálise; ela é sempre bem indicada para as pessoas que se embrulham com o seu gozo singular, com o que popularmente chamamos de "mais forte que eu". E são muitas as pessoas nessa situação.[9]

A diferença entre a psicanálise e as outras terapias é grande. Ela, a psicanálise, é o avesso das outras, como explicou Jacques Lacan. Avesso no sentido de que, enquanto todas as terapias, de algum modo, acabam por oferecer um padrão de comportamento bom e justo, a psicanálise defende uma ética da responsabilidade frente à resposta inventiva e singular de cada um.[9]

A hipnose deixava a ideia de que haveria um passado a ser reconquistado, para o que ela – a hipnose – seria um facilitador. Ora, o que Freud logo se deu conta é que o que importa no tratamento não é o efetivo passado que passou, mas o passado que inventamos hoje, para justificar as dificuldades de nosso presente.[9]

Essa divisão cartesiana entre o fora e o dentro, meio externo e inconsciente, não é válida para a psicanálise. A psicanálise se orienta por uma topologia diríamos pós-moderna, que quebra a diferença do fora e do dentro, na qual o mais íntimo de mim mesmo eu o vivo no encontro com a outra pessoa.[9]

Muitos querem considerar a psicanálise como uma filosofia. Há nisso uma dificuldade essencial, uma vez que a psicanálise não estabelece uma visão do mundo universal, ela não se propõe como um guia de melhor viver.[9]

Uma análise deve possibilitar ao analisando cantar depois que o artista vai embora, uma vez que o que ela oferece ao analisando é a responsabilidade sobre seu próprio canto.[16]

Pululam cursos de psicanálise em todos os lugares. A época do Real pede outra coisa. Volto ao termo monstração. A clínica se transmite no inefável. Possivelmente conversações sejam o melhor modelo para um tempo em que o ressoar é mais importante que a mútua compreensão.[103]

Um analisando passa muito tempo tentando descobrir onde pode ancorar o seu barco, onde pode amarrar a sua égua, como se diz no popular. Nessas tentativas, vai passando em revista, sessão após sessão, as mais diversas bússolas. Vai-se dando conta, uma após a outra, de que nenhuma é suficientemente boa para lhe garantir o caminho certo, que sempre há um norte que escapa, seja por incompletude, seja por relativismo.[94]

O que se constata em uma análise é que sempre algo fica de fora e a experiência de sistematizar reitera a impossibilidade de fazê-lo – é o que chamei "demonstrar o Real".[75]

A psicanálise não é uma síntese, motivo pelo qual Freud assim a chamou, Psicanálise, e não psicossíntese.[9]

Em toda e cada sessão analítica, no corte — não precisa ser o corte final da sessão, mas em qualquer apresentação do real, como um ato analítico perfeito —, há um final de análise. Uma análise termina a cada sessão.[11]

Uma pessoa pode fazer uma análise em uma só sessão; para tanto, bastaria que a responsabilização operasse.[11]

Sempre haverá um ponto de vazio em uma análise.[61]

Nós não temos a boa maneira de ser na psicanálise.[101]

O fim da análise exige a escolha forçada de se decidir no indecidível.[72]

O final da análise está do lado do cômico e não do trágico.[16]

A psicanálise não abandona o ser humano quando ele se depara com seus limites.[104]

PSICANALISTAS

Um analista jamais responde ao bom senso.[105]

O desejo do analista é antes de tudo a interpretação de sua relação com o paciente.[16]

O analista faz com que uma análise prossiga, manejando a angústia que, se levada ao extremo, interrompe qualquer análise.[16]

Na clínica lacaniana, um psicanalista não se ausenta. Para o analisando, ele assume o lugar do imprevisto, que Lacan chamou de Real.[11]

O mais íntimo de nós mesmos se explicita no confronto com o outro, especialmente o "outro" analista.[106]

Uma coisa boa de um psicanalista é que ao menos ali, falando com ele, temos certeza de que não vamos encontrar alguém que nos responda com o cala-boca do "eu também".[14]

Trabalhar com psicanálise é um desafio diário, porque na psicanálise é quase uma lei ver cada caso como se fosse novo. O psicanalista tem sempre que ver. Não existe piloto automático para ele.[46]

O cansaço da posição analítica é o de não ser narcísica, uma vez que numa análise o analista paga com a imagem, com a palavra e com o ser.[16]

Quem é analista? A régua que mede o engenheiro, o médico, o advogado e companhia não serve para o analista, como também não é válido o terço da fé que qualifica os religiosos.[102]

O analista se mede na prova que oferece de ser capaz de levar o saber ao seu limite, ao impossível; o amor à diferença radical; de impedir que a norma pulverize os detalhes do desejo.[102]

Nem a Academia nem a Igreja servem ao psicanalista. Sua instituição é a práxis cotidiana, que se mede só por sua eficácia transformadora, de um a um.[102]

A Psicanálise não sobreviveria sem os grandes analistas. Essa afirmação pode chocar o homem da ciência, que pretende que a fórmula prescinda do autor. Pode falsamente alegrar o intuitivo, que quer fazer de sua paixão uma verdade universal. Não, nem uma coisa nem outra.[102]

Será analista quem souber se equilibrar na ética do desejo. Se cair para um lado, fará o sujeito desaparecer no discurso da ciência; se cair para o outro lado, fará seu enaltecimento místico. Aí está uma difícil virtude: equilibrar-se nesse meio.[102]

Se o tripé clássico da formação, análise pessoal, supervisão e estudos teóricos, continua válido, a eles acrescentaria o método da conversação que, por privilegiar o ressoar sobre a comunicação linear, exige a responsabilidade pessoal, o pôr de si.[103]

Analista Cidadão. O tempo exige, a doutrina psicanalítica é quem está melhor preparada para as necessárias leituras de uma época além da orientação paterna, na qual o homem duvida e teme sua própria liberdade. Legitimar o futuro se faz necessário para evitarmos os movimentos reacionários, passadistas, que se apresentam. Aos analistas tomarem a palavra, não só a escuta.[103]

Se ontem nos limitávamos em nossa práxis ao espaço do consultório, hoje haverá psicanálise onde houver um analista, e ele é necessário nos mais diversos locais da experiência humana, muito além das instituições de saúde.[96]

O psicanalista de hoje deve se preparar para responder à crescente demanda de análise originada das novas subjetividades produzidas em uma época de supremacia do Real.[92]

No século XXI, o psicanalista que acredita no inconsciente irresponsável não trata o sintoma e não cura.[11]

Você é eternamente responsável pela crise que você provoca, teria dito Saint-Exupéry a um psicanalista pronto a uma interpretação.[107]

Se Freud descobriu o inconsciente, discute-se. Porém, com certeza ele descobriu, melhor, ele inventou o psicanalista, como ressaltou Lacan. Somos, assim, pelo trabalho com o Real, profissionais do incompleto.[108]

O que esperar de um psicanalista? Uma análise.[103]

LACAN

Se Psicanálise é ciência, ainda se discute, mas, com Lacan, certamente, não é ciência oculta. Ele teve a ousadia de derrubar duas resistentes barricadas das cartilhas analíticas: seus seminários eram abertos, sua prática clínica desritualizada. Provou que a famosa transferência – as emoções deslocadas que o analisando sente por seu analista – não se extinguia ao ver o paciente seu analista em público, trabalhando, pensando, emitindo opiniões, com raiva, com carinho.[102]

Quebrando os rituais públicos e privados, Lacan colocou na mão dos psicanalistas a responsabilidade de dirigir uma análise neste mundo, e não no mundo perfumado e asséptico do britânico setting. Ele pôs a análise em pé, atenta às diferenças e não às igualdades. Estendeu as fronteiras da clínica, pôde escutar onde os padrões ensurdeciam, casos rebeldes passaram a ser casos tratados.[102]

Já que Lacan morreu, para ser Outro enfim, como uma vez comentou, resta aos analistas fazer dessa memória uma história diferente e demonstrar o lugar da Psicanálise neste nosso mundo. Há muito para ser feito. Estejamos atentos, e que haja talento e decisão.[102]

Lacan é um clássico, no sentido de que chamamos de clássico aquilo que resiste ao tempo, por não se deixar apreender em qualquer interpretação classificatória. Sempre há mais Lacan do que se pode apreender.[109]

Não vejo nenhuma incompatibilidade entre o exercício da psicanálise e o da cidadania. Todo formador de opinião quer se comunicar. Lacan realizava seminários, falava em público com qualquer pessoa e nunca viu problema nisso.[99]

FREUD

Freud influenciou a maneira de pensar ocidental, a ponto de o elegermos um dos pais da razão, sintetizado na expressão: "Freud explica".[9]

A obra freudiana tem uma dimensão ética sustentada no desejo do seu criador. Preservar o pioneirismo, restituindo o contexto de sua criação, é se contrapor às tentativas dos pós-freudianos de conservá-la no formol. Freud era capaz de reformular suas hipóteses, de abandonar o estatuto conquistado, "não jogava para a torcida".[88]

Freud percebe a interpretação do inconsciente como interminável. Isso porque, se a interpretação do inconsciente é infinita, sua falta de limite do saber do inconsciente implica, justamente, o limite do saber: nenhuma resposta será satisfatória e definitiva.[11]

Freud trouxe a quebra da inocência natural do homem, a quebra do mito do bom selvagem. O conflito do homem com o mundo não é uma doença, não é um erro – faz parte da sua constituição.[25]

Freud inventa o analista e o analisando, inventa um novo amor, difícil, intenso, sem piloto automático, que exige presença e responsabilidade singular, passo a passo.[110]

Freud teve a genialidade de propor uma estrutura capaz de esquadrinhar a experiência humana num mundo pai-orientado: o complexo de Édipo. Um *standard* freudiano, não um princípio.[96]

SER ANALISTA[111]

É valer mais quando não se é que quando se é.

É emprestar palavra, corpo e ser para ser feito do que se quiser.

É amar incondicionalmente, sem qualquer reciprocidade, na paixão da ignorância.

É chegar sem ser avisado, no lugar da surpresa ou da assombração.

É passar por esquisito, mal-educado, chato, sem poder justificar.

É, trabalhando o bem, vir a ter horror do seu ato.

É poder ser paciente no lugar do Outro.

É não governar, nem educar.

É saber o que faz, quando não sabe o que diz.

É ter saudade sem reivindicar, quando se chega ao fim.

TERRADOIS

Inovação é o fazer sem saber prévio.[112]

Entendemos que, se antes nos ensinavam a nos preparar para o futuro – é só lembrar das preocupações com o filho "doutor"–, hoje, diante de tantas possibilidades de igual peso, o futuro tem que ser inventado. O futuro passou a ser uma invenção do presente.[56]

Uma nova era se inaugura, uma nova Terra, a TerraDois. Essa nova era tem como especificidade a busca da harmonia com o intangível, com o que não conheço, com o que impacta, com o que não tem nome nem nunca terá.[84]

O laço social, pela primeira vez em 2.800 anos, deixou de ser vertical, padronizado, hierárquico, linear, passando a ser horizontal, múltiplo, flexível, criativo. A primeira reação a essa flexibilização é de euforia, pela liberdade de escolha, logo seguida de medo pela mesmíssima razão: a liberdade de escolha atemoriza por não estar amparada em nenhuma garantia.[113]

Nossos manuais de sobrevivência envelheceram. De um dia para o outro ficamos desbussolados, à procura de qualquer sinal que prometa um momento de segurança. O que ainda piora a angústia, por nos confundir, é que o planeta em que hoje vivemos é igualzinho ao anterior em aparência. Desorientados, tentamos velhas receitas que, claro, não funcionam.[114]

O mundo virou um porre. E está todo mundo de porre. Há um gozo deslavado, debochado, escancarado que vem nos levando a consequências preocupantes.[25]

Em um mundo em que do nascimento à morte nada mais é como era dantes, as novas questões éticas clamam por respostas e posicionamentos.[90]

O mundo globalizado é um mundo incompleto, que não responde a nenhum padrão universal.[44]

Nós saímos de um mundo menos criativo e mais garantido, que era o mundo moderno, e entramos no mundo pós-moderno, que é menos garantido e mais criativo.[79]

Se diante do padrão temos de ser disciplinados, diante do criativo precisamos ser responsáveis.[43]

Nossos tempos pós-modernos – TerraDois, como costumo chamar – põem em evidência que, à diferença de todos os animais, não temos um determinismo biológico que nos oriente com segurança inquebrantável. Não temos uma bússola segura, somos todos GPS ambulantes, vivemos corrigindo nossas rotas.[113]

O mundo de hoje funciona através de mecanismos incompletos. A psicanálise é uma teoria mais forte para entender a época atual. Nós temos uma prática bastante consistente e estabelecida conceitualmente para não nos apavorarmos diante do mundo incompleto. Inconsciente, aliás, quer dizer aquilo que eu não sei.[48]

A globalização é feminina. Isso dá certo *savoir-faire* mais confortável às mulheres, mas só certo, não uma garantia. Ter corpo de mulher não garante o feminino.[115]

A pós-modernidade serve de bandeja ao feminino. É a era das diferenças, das singularidades, da diversidade, da criatividade, da falta de hierarquias, da razão afetiva, todas essas qualidades harmônicas ao feminino; qualidades de fácil convivência para as mulheres, difíceis para os homens.[47]

Na era da pós-modernidade, onde o laço social das identificações é predominantemente horizontal, nos damos conta de que o principal afeto, o mais fundamental afeto, é o da amizade.[60]

Contrariamente aos iluministas, que preconizavam que a liberdade de um começa onde termina a do outro, hoje temos que constatar que a liberdade de um começa com a liberdade do outro.[98]

O mundo pós-moderno responde a um novo paradigma. Não às janelas blindadas, mas às janelas abertas.[116]

O fundamental passou do raciocinar, típico da supremacia do simbólico, tão caro aos iluministas, ao ressoar. Alguém diz algo que ressoa, ou não, em outro alguém, que toca, que abre novas perspectivas: invenções do que pode ser, não do que já foi.[29]

Saímos do Iluminismo, onde o saber era garantidor da ação, onde a compreensão era fundamento do laço social, para o tempo no qual se evidencia que "todos deliram", tempo esse não do diálogo, mas dos monólogos articulados.[117]

Nós chegamos a um momento da nossa civilização em que podemos mais do que nós queremos.[118]

O tempo da impotência à potência é o tempo da procrastinação. É o tempo do obsessivo, do "amanhã vai ser melhor". TerraUm é um mundo obsessivo. Para ir à TerraDois é necessário perceber o impossível e o risco que todos nós temos como atores sociais frente às escolhas que fazemos.[2]

A horizontalidade das relações humanas em TerraDois, diferente da verticalização anterior, não quer dizer que todo mundo agora seja igual, mas exatamente o contrário: quer dizer que todo mundo é diferente e há que saber administrar as diferenças, tarefa nada simples.[90]

O tempo, em TerraDois, não é senhor da razão.[2]

A música deste novo mundo não busca o consenso do cantar junto a mesma canção do Roberto, do Tom, do Sinatra. A música atual, em vez do consenso, prefere articular diferenças. Não se canta junto, mas se dança junto, com movimentos díspares.[41]

Este momento pós-modernidade é um instante em que as pessoas se juntam sem se compreender. É um fenômeno! Existe uma nova organização que vem de um novo tipo de amor, que não se explica, mas que funciona no curto-circuito da palavra.[46]

Não há mais linearidade de percurso de vida, como antes. Tudo é simultâneo, ou na ordem das preferências pessoais. Pode-se ter filho aos vinte ou aos quarenta. Se formar aos vinte ou aos quarenta. Tudo junto ou tudo separado, ou nada disso.[70]

Inauguramos um novo tempo de fazer política, alterando a relação do público e do privado. Público era o que todo mundo sabia, enquanto privado era o de conhecimento de poucos. Agora, cada vez mais a partição se dará entre o que é cifrável, ou seja, o que é passível de ser representado por uma cifra, uma letra, um número, e o que resiste a qualquer tipo de simbolização.[94]

Hoje em dia, eu vejo que a globalização, ao quebrar essa ideia entre mundo de fora, mundo de dentro, e todas essas dicotomias, exige que nós nos responsabilizemos pelo incompleto do nosso mundo e pelo incompleto de nós mesmos. Ou seja, se cometo um ato falho, ou se me surpreendo, eu devo dizer: "Isso sou eu".[79]

Polarização é um dos principais fenômenos da nova era e que faz muita gente sofrer. Na polarização não se conversa, não se negocia, não se argumenta. A base é uma só: se não concordo com você, te anulo, te desprezo, te deleto, te mato. Ela é um típico produto da mudança de era, da nova civilização – chamo-a de TerraDois.[98]

Na pós-modernidade, em TerraDois, as pessoas vão se juntar em torno de pequenos detalhes.[2]

O homem desbussolado se aferra a seu norte, mesmo que para um outro ali seja sul. Vivemos o período da questão trágica; assim falou Hegel, que explica esse profundo mal-estar atual.[98]

Vivemos hoje o inapreensível. Estamos fadados a lidar com uma interrogação sobre nossas escolhas.[80]

Este novo mundo, que assusta os que viviam no conforto da era anterior, vê tentativas desesperadoras de um suposto retorno ao passado, através de falsas garantias de neorreligiões, de livros de autoajuda e de messianismos técnico-científicos.[92]

O desespero em tempos como estes mostra apenas que nossos pés avançam e esquecemos nossas cabeças no passado, pensando de maneira reacionária. É uma alusão ao dito de Lacan: para ver aonde vai alguém, melhor atentar para seus pés que à sua cabeça.[33]

Na sociedade, em geral, nota-se um movimento reacionário que tenta tratar os novos sintomas com velhas soluções. O garantido é o velho. Há que detectar soluções emergentes da própria sociedade, de novas formas de laço social.[11]

"Cetemques" vendem muito, pois vivemos uma época em que – desbussoladas pela globalização, que lhes tirou os confortáveis padrões de comportamento das gerações anteriores – as pessoas se sentem iguais a galho de enxurrada, se amarrando aqui e acolá, ao vai de uma maré que não sabem enfrentar a não ser com a boia enganadora de um "cetemque".[76]

Na sociedade pós-moderna, que também é chamada de "rede", as relações humanas são mais diretas. Elas são menos intermediadas. Essas novas relações tendem a ter uma intensidade maior, mas sofrem rupturas de maneira muito mais rápida.[48]

Como vivemos em uma sociedade que passou por uma desregulamentação, que não tem mais uma norma clara, temos de aumentar o botão da responsabilidade subjetiva.[48]

Estamos em um mundo novo, com novos sintomas, mas utilizando velhos remédios.[48]

Pensa-se com insistência que ontem era melhor. Não era não. Além do mais, o presente é inexorável. Melhor legitimá-lo, captá-lo em sua nova forma, perceber a imensa chance de viver uma humanidade em nova clave.[41]

Precisamos aprender a viver em TerraDois, aprender a calcular a vida com o indizível, o que faz legitimarmos que o mundo é incompleto e não transparente e completo.[97]

LUXO

O luxo já foi entendido como símbolo do poder, do caro, do exclusivo. Diferentemente, o luxo, na globalização, pode reorientar o sujeito, sendo capaz de se expressar no mundo da geleia geral: a diferença radical.[33]

O objeto do luxo escapa à relação com as demais coisas do mundo. É absoluto, não sendo universal. É singular, é um estabilizador do gozo desbussolado.[33]

Para interpretar um mundo em desvario, desbussolado como o nosso, é fundamental a preocupação com a orientação do gozo. E o luxo é algo que o capta, que o orienta.[25]

DO FREUD
EXPLICA
AO FREUD
IMPLICA

A psicanálise tem novas contribuições para o momento atual. Não se trata mais do Freud explica, mas do Freud implica.[119]

Implicar alguém significa afirmar que as decisões da sua vida têm de levar em conta o sem sentido.[61]

Ao emprestar consequência, o analista não espera nada além do dito.[11]

Passamos do homem traumatizado ao homem desbussolado.[11]

Há uma nova clínica necessária ao Homem Desbussolado, da pós-modernidade. Imenso desafio é revermos ao avesso o que chamamos primeira clínica de Lacan, a clínica simbólica do sujeito do significante, a clínica do sentido a mais, para uma segunda clínica, do sentido a menos, do parlêtre, da primazia do Real, do emprestar consequência. Não se trata de um pequeno ajuste, de uma continuidade, mas de uma mudança paradigmática, desafio fundamental para os psicanalistas e para as análises de hoje.[103]

Necessitamos de uma clínica além do Édipo. O paciente de hoje, mais que o do passado, quer saber do seu futuro. Ele não se pergunta o que o impede de chegar a um objetivo, pois o problema, quando se quebram os padrões, é saber qual é o seu objetivo entre as inúmeras possibilidades, fato que o angustia.[87]

Se um dia a grande contribuição da psicanálise foi o "Freud explica", hoje, mais do que nunca, a preocupação do analista é apresentar ao analisando o osso de sua existência, a "pedra" diante da qual ele terá que inventar algo novo.[25]

Se no século XX falava-se que a psicanálise era o tratamento do passado, hoje devemos dizer que ela é o tratamento do futuro.[11]

Antes, uma pessoa procurava um analista com a ideia clara do que queria obter, relatando as dificuldades em fazê-lo. Hoje, uma pessoa procura um analista por não saber o que fazer diante da multiplicidade de escolhas possíveis.[11]

A psicanálise deixa de ser o tratamento da memória; não se trata mais de recordar algo que ficou impedido, mas de inventar algo que nunca foi sabido.[16]

Uma análise hoje, pós-edípica, deverá ser capaz de transformar a angústia imobilizadora em criativa; a rigidez em flexibilidade; a moral da necessidade em ética do desejo.[87]

Invenção e responsabilidade são dois movimentos fundamentais da clínica do sujeito da pós-modernidade, a segunda clínica de Jacques Lacan. Nesta, onde na primeira se buscava o sentido a mais, aqui o que importa é a consequência.[65]

Na primeira clínica, sempre se esperava um novo sentido na sequência da cadeia de significante; na segunda, tratava-se de evidenciar um sentido a menos, manifestação da presença de um corpo duro, de um sintoma, onde não há mais além, mas uma presença a suportar.[11]

É preciso suportar que o saber é sempre excedido, é preciso suportar o que se sonha ou se diz em "ato falho", porque o significante implica o homem em uma ação antes mesmo de lhe fazer sentido – é uma maneira de falar do inconsciente em psicanálise.[11]

Na época do sintoma decifrável, do inconsciente estruturado como uma linguagem, uma pessoa compreendia o seu sintoma. Era o tempo do Freud explica. Hoje, no *sinthoma* real, escrito com "h", como o elaborou Lacan, se trata, a cada um, de crer e não de compreender o seu sintoma. É a época do Freud implica. E a pessoa crê no *sinthoma* sem aderência, como referido, dado que é guiada pelos sinais da opacidade de seu gozo e não pela clareza.[120]

O Freud implica é de agora, da constatação de que, de uma sociedade da razão, fomos a um novo tipo de laço social: o ressoar, "tá ligado?".[119]

Se ontem o analista se emprestava à cadeia significante, hoje ele empresta consequência, em um ato analítico cirúrgico.[18]

Se ontem se analisava para se compreender mais, para ir mais fundo, hoje se dirige o tratamento ao limite do saber: é a necessidade da aposta, na precipitação do tempo.[96]

Se ontem se fazia análise para obter uma ação garantida, livre de influências fantasiosas, hoje nenhuma ação é assegurada em um justo saber, toda ação é arriscada e inclui a responsabilidade do sujeito.[96]

Lacan propôs duas clínicas: uma primeira, a da palavra decifrada, que, levantando o recalque, alivia o sintoma, e uma segunda, a clínica do gozo, onde a palavra serve para cifrar, tal qual o piolet do alpinista, que marca a dura pedra do gozo a ser conquistado.[96]

Se antes o objetivo de uma análise, com Freud, era o de se conhecer melhor, hoje, com Lacan, o que importa é retificar a posição da pessoa em relação ao radical desconhecimento do Real, do "que não tem nome nem nunca terá", levando-a a inventar um futuro e a sustentar essa invenção.[96]

A psicanálise de hoje privilegia o "Freud não explica", contrariando assim as soluções totalitárias e dando uma chance ao desejo e à invenção do novo.[25]

O homem desbussolado continuará sem rumo se não lhe oferecermos a responsabilidade frente ao acaso, à surpresa, enfim, frente a seu inconsciente, e a família é aí o fórum privilegiado, diria mesmo essencial.[29]

Quem vai procurar uma análise, hoje, não pode esperar ter um conhecimento ajustado para garantir uma ação. Ao contrário, tem que modificar a sua relação com a ansiedade de não ter o conhecimento ajustado para garantir uma ação.[79]

Este mundo pós-moderno atual, mais criativo e menos garantido, necessita de um psicanalista que funcione além do complexo de Édipo, além das significações e que possa fazer com que o seu paciente, no laboratório que é a psicanálise, possa tomar decisões arriscadas e criativas e por elas se responsabilizar. A diferença, portanto, é de 180 graus.[79]

A psicanálise no tempo de Freud visava descobrir os impasses, os traumas que impediam uma pessoa de alcançar o futuro que idealizava. O futuro era claro, difícil era seu acesso. A psicanálise no século XXI não é um tratamento do passado, mas, ao contrário, é invenção do futuro.[96]

Uma psicanálise pode dar aos analisandos, hoje, a possibilidade de serem homens, mulheres, prontos para todas as circunstâncias.[56]

REAL

O desafio do Real nos exigirá rever nossos bisturis da clínica.[121]

O Real está sempre presente, já que ele é a falha da realidade. Ele não se ausenta. Aparece como angústia, o que não se trata de insatisfação com a ausência de algo; aparece também no amor – materiais da psicanálise.[11]

Agora, a análise não é linear, ela escapa à axiomática. Reitera um não saber, até que a pessoa suporte uma mudança radical da sua ação, que deixa de ser garantida no outro para ser arriscada no Real.[55]

É a castração, um dos nomes do Real.[11]

Hoje, estamos frente à "nano" revolução, pois aprendemos a operar o milionésimo do milímetro, o bilionésimo do metro. Do lado da psicanálise, o avanço é exatamente o fato de que aprendemos a operar o Real sem sentido. Daí decorre a atualidade do tratamento clínico: "Fazer-se tolo de um real". Fazer-se tolo de um Real corresponde à diminuição da esperança de tudo saber ante as escolhas ou decisões e, em decorrência, leva ao aumento da aposta.[120]

As manifestações sintomáticas contemporâneas são, muitas vezes, invenções para tratar o Real.[11]

O diamante é o melhor abrasivo, aquele que dá forma a todas as pedras. Lacan, com seu conceito de Real, concebeu o melhor abrasivo para a experiência humana, especialmente a do homem pós-moderno, que necessita de novas formas de vida do laço social.[122]

O encontro com o Real é o momento em que o sujeito tropeça em suas certezas.[72]

A psicanálise deve ser reinventada sempre para não perder seu efeito de surpresa frente ao real, sem o qual ela não funciona.[11]

NOVOS SINTOMAS

O sintoma clássico é uma expressão disfarçada do desejo. Os novos sintomas são expressões mais diretas da pulsão.[11]

Os novos sintomas, por surgirem do curto-circuito da palavra, são resistentes ao tratamento pela associação livre. De uma clínica do esclarecimento, vamos para a clínica da consequência.[96]

O fracasso escolar, a toxicomania, as bulimias, as anorexias, a violência despropositada têm em comum a impossibilidade de serem explicados. Suas causas não são decifráveis por via alguma: da medicina, da psicologia, da pedagogia. Não explicáveis não exclui que sejam tratáveis.[96]

Miremo-nos nos exemplos dos próprios adolescentes, os que mais sofrem os curtos-circuitos do gozo. Vejamos as soluções que eles encontram para ordenar este gozo caótico. O nome é: "esportes radicais"; no ar: paraglider; na terra: alpinismo; no mar: kitesurf. Todos eles, no limite do dizível, tentativas de captura direta do gozo.[96]

Os crimes de família ou inusitados vêm do desapego ao outro. Esse tipo de crime aflige muito mais a sociedade por isso, porque você não consegue prever que uma menina loira bonitinha da classe média alta participe do assassinato do pai e da mãe de maneira fútil e inconsequente.[93]

Os crimes inusitados devem diminuir à medida que nós aprendemos a habitar o mundo globalizado. Hoje, estamos tentando entender o mundo novo com a cartilha antiga. Ainda tateamos novos conceitos.[93]

JUSTIÇA, VERGONHA E RESPONSA-BILIDADE

JUSTIÇA

Não existe pior sentimento na psicanálise do que o sentimento de injustiça.[2]

Para o advogado, para o jurista, interessa a questão da justiça, evidentemente, mas para o psicanalista também. Um dos principais problemas para o ser humano é a questão da justiça. Na clínica lidamos com a justiça o tempo inteiro.[2]

Se você tem culpa, a culpa é sua.[123]

O sujeito sempre tem razão por se sentir culpado; ele só não sabe o porquê.[11]

O superego é um juiz implacável.[2]

O analista é um advogado do analisando contra o superego.[100]

A mediação dá a possibilidade do exercício do coletivo com a singularidade.[2]

O contrato analítico não é igual ao jurídico, no qual uma pessoa sabe seus deveres e direitos. Em uma análise, o analisando não tem previsão do que irá lhe acontecer.[57]

O analista que fixa burocraticamente os termos da sua clínica permite que pensem que a análise seja um contrato qualquer.[57]

A tentativa de construir uma sociedade onipresente, uma polícia, um exército onipresente, mantendo a todo custo uma repressão sobre as possibilidades de violência, gera mais violência.[25]

VERGONHA

Existe um ponto de vergonha em cada um de nós. Que não é uma vergonha frente ao outro, mas é um ponto que, ao se quebrar, a pessoa não se reconhece.[2]

A vergonha, como Real, é o que alguém possui de inadequado a qualquer imagem ou palavra. Ela é anterior àquela vergonha criada pelo olhar do outro, na educação.[33]

Quando, em psicanálise, se fala em "causar vergonha", busca-se o traço particular, que reaparece no tratamento para que a pessoa tenha a possibilidade de viver sua singularidade.[25]

É a vergonha o ponto fundamental em alguém, para permitir-lhe orientar-se sem o pânico da angústia pela liberdade. Outro nome para esse ponto fundamental, da vergonha, é desejo. Então, será preciso querer o que se deseja. O luxo é aquilo que recobre a vergonha, que responde ao desejo, como Imaginário. Ele se compõe e se mantém pela honra, o Simbólico. Então, ao querer o que deseja, alguém pode querer um luxo singular, e sua honra.[33]

O ponto fundamental de vergonha, cabe a uma pessoa reconhecê-lo e inscrevê-lo no mundo. Não é fácil, requer a coragem de sustentar o singular em um mundo coletivo, que se assusta com a singularidade. Lacan, quando apresentou a ética do final de análise, baseada no desejo, falou em coragem; falou mais, falou em entusiasmo.[33]

O pior assassino pode ser tocado em um ponto do constrangimento humano. Mesmo que difícil, não é utópico, e o primeiro passo é recuperarmos a noção de que viver é muito mais que sobreviver, e que não se vive, não se respira em uma sociedade de deletáveis.[124]

A resposta à vergonhosa cultura da desonestidade que nos assola não está no modelo religioso de pecado e arrependimento. O que é fundamental é a criação de uma nova cultura na qual o prazer de participar dela seja maior que o delito do egoísta.[125]

A vergonha é o fundamento da responsabilidade, porque a vergonha é marcada pelo estranhamento de si mesmo.[11]

Há uma grande diferença entre a vida baseada na honra e a vida baseada no *primum vivere*. A vida baseada na honra é

Jorge Forbes

para quem tem vergonha, porque a honra é aquilo que recobre a vergonha. A vida baseada na honra nos leva a falar em duas mortes: a morte pela honra e a morte natural.[25]

RESPONSABILIDADE

O contato humano implica responsabilidade.[11]

Culpa e vergonha são primas-irmãs. A análise dá ao analisando algo a mais: responsabiliza-o.[16]

No fundamento do que se chama psicanálise está sempre responsabilizar o sofredor em seu sofrimento. Não culpar, atenção, responsabilizar e de uma responsabilidade muito diferente da responsabilidade jurídica, que se baseia na consciência dos fatos.[87]

Aquele que se responsabiliza por seu desejo o faz em nome próprio. O culpado só é culpado em nome do Outro. A culpa se apresenta ao Outro, a Deus ou à justiça dos homens.[16]

Em um laço social horizontal, quando não se tem mais a garantia dos padrões para saber o que está dizendo, tornam-se necessários dois movimentos: inventar e se responsabilizar. É algo semelhante ao gesto do artista. A psicanálise deve nos propiciar o duplo gesto de inventar e se responsabilizar. O talento é outro assunto.[117]

Como responsabilizar o psicótico, quando nos acostumamos a pensar – na clínica e no mundo jurídico – que o psicótico é irresponsável? Além de "secretariar o alienado", podemos, clinicamente, implicar o psicótico em sua responsabilidade. Trata-se mais de implicar do que de explicar.[117]

Trata-se, na clínica do século XXI, de suportar o impacto e a surpresa, do que aparece como novo e equívoco, sem significado preestabelecido, no entanto estreitamente ligado ao sentido de um gozo ineliminável, marca de origem de cada um, que possibilita a flexibilidade necessária a quem queira

112

Pílulas de Psicanálise

ser um "homem pronto a todas as circunstâncias", inventando e se responsabilizando por soluções singulares, na cena de uma vida.[126]

Como sair da adaptação para uma ação responsável? A adaptação é repetir o conhecido, é se garantir na igualdade. Responsabilizar-se não é adaptar-se. Enquanto a adaptação mantém o ideal, a responsabilidade é a possibilidade do exercício do impossível nas brechas que o mundo oferece.[16]

A pessoa é responsável quando está desabonada do inconsciente: não que não se depare com ele, com o "estranho em si mesmo", mas quando já não se vale dele como escusa – justamente porque tem demonstrado, para si, que o "estranho" lhe é íntimo.[11]

Há uma desistência, na segunda clínica, da responsabilidade frente à verdade, para se estabelecer uma responsabilidade frente à certeza não comprovável em demonstração lógica e que se sustenta na criação.[11]

A psicanálise atual funciona com a ética da consequência, e não do princípio.[61]

Somos, sim, responsáveis frente ao acaso e à surpresa. Digo "responsáveis" e não culpados. E aos dois, acaso e surpresa, temos que inventar uma resposta singular.[11]

TEMPO

O futuro não é projeção do presente, como na cultura tradicional, mas, sim uma invenção do presente.[11]

O Ano-novo é uma das principais pontuações que nos marca. Ele escande o tempo, classifica lembranças, promove o futuro. O Ano-novo é palco de nossos sonhos, de nossos planejamentos.[127]

Todo Ano-novo é multifacetado, tem uma cara para cada um; é o que o difere do ano velho, com suas conhecidas rugas e rusgas. Tanto melhor, se o Ano-novo o encontrar feliz.[25]

No Ano-novo, uma promessa analítica, se existisse, seria suportar o que se deseja e não temer a surpresa do próprio Ano-novo.[25]

Quando se fica congelado no passado, se perde a dúvida do amanhã. O presente e as pessoas não interessam mais, só as lembranças.[128]

O passado não é mais, o futuro ainda não é. Temos que nos responsabilizar pelo presente.[129]

Livramo-nos de um futuro condicionado pela identidade presente, e passamos a conduzir uma existência sem o conhecimento da morte. Assumimos que ela é sempre surpreendente, e que não adianta passar a vida em uma trincheira.[57]

A morte é o que excede as dimensões da vida. A morte é um excesso. A morte está no além, no mais das dimensões da vida. A neurose, no seu reiterado recurso à dúvida, faz compromisso de postergação. O poeta, pelo contrário, com contrassenso, diz: "não temos medo de temer a morte".[16]

A morte é nossa companheira diária.[130]

Temos vários tipos de fim: o fim feliz; o fim doloroso; o fim do consolo; o fim realizado; o fim das contas; o fim das esperanças; o fim da linha; o fim alcançado. Fins para todos os gostos e situações.[131]

As coisas só terminam quando acabam. E elas nunca acabam quando achamos que já terminaram. As pessoas também só terminam quando morrem, e elas nunca morrem quando acham que já terminaram.[131]

O fim é sempre uma surpresa, o que faz com que nunca estejamos preparados para ele.[131]

REFERÊNCIAS

1. Debate "O amor nos tempos digitais", promovido pela TV Carta Capital, e documentário *Amores improváveis*, exibido pela TV Brasil, 11 de junho de 2013.
2. Curso de deontologia do Ministério Público Brasileiro, 2021.
3. O ridículo do amor, 14 de julho de 2007.
4. Entrevista para o portal *A Tarde*, 15 de janeiro de 2014.
5. Eu sei tudo de você?, 17 de maio de 2015.
6. Um novo amor está no ar, *IstoÉ Gente*, dezembro de 2012.
7. O excitante amor ao diferente, *O Estado de S. Paulo*, 17 de janeiro de 2010.
8. Não existe relação sexual, *IstoÉ Gente*, janeiro/fevereiro de 2014.
9. A legitimidade do inconsciente, entrevista para a Coleção Guias da Psicanálise – volume 2: Freud, dezembro de 2012.
10. Para que casar?, *IstoÉ Gente*, julho de 2013.
11. *Inconsciente e responsabilidade*: psicanálise do século XXI. Barueri: Manole, 2012.
12. O amor pede corpo, *IstoÉ Gente*, maio de 2014.
13. Pelada, *IstoÉ Gente*, outubro de 2013.
14. Basta de dizer "Eu também", *IstoÉ Gente*, novembro de 2013.
15. "Geni somos todos nós", entrevista para *Veja*, 11 de junho de 2014.
16. *Da palavra ao gesto do analista*. 2. ed. Barueri: Manole, 2015.
17. Por favor, não desapareça, *IstoÉ Gente*, setembro de 2014.
18. Amor adolescente, 8 de maio de 2017.
19. Eu te amo, *HSM*, junho de 2021.
20. Curso da TerraDois, IPLA – Instituto da Psicanálise Lacaniana, setembro de 2022.
21. Aula Magna na FAAP, setembro de 2022.
22. Entrevista para *Veja*, 11 de junho de 2014.
23. Felicidade não é bem que se mereça, XVII Encontro Brasileiro do Campo Freudiano, Rio de Janeiro, 21-23 de novembro de 2008.
24. Folia obrigatória, *IstoÉ Gente*, fevereiro de 2013.
25. *Você quer o que deseja?*. 12. ed. Barueri: Manole, 2016.
26. Fogueira de felicidades, *IstoÉ Gente*, janeiro de 2013.
27. Chega de tanta felicidade, *HSM*, abril de 2020.
28. Está todo mundo deprimido, 26 de outubro de 2013.
29. Família e responsabilidade, VII Congresso Brasileiro de Direito de Família, Belo Horizonte, 28 de outubro de 2009.

30. Somos todos adotados, *IstoÉ Gente*, junho de 2013.
31. Filhos inesperados, fevereiro de 2009.
32. Filhos, como sabê-lo?, *Psique*, abril de 2010.
33. Seminário Vergonha, Honra, Luxo, 2003.
34. Os pais estão durando muito, *IstoÉ Gente*, novembro de 2014.
35. De quem o pai gosta mais?, 19 de agosto de 2011.
36. O admirável novo pai, *Lola*, setembro de 2011.
37. A família Obama no Brasil, 21 de janeiro de 2013.
38. O que é ser lider hoje?, *HSM*, junho de 2019.
39. O líder hoje, março de 2009.
40. Ecce Homo, *Psique*, fevereiro de 2011.
41. Estresse, *HSM*, maio de 2020.
42. Que líder queremos?, *IstoÉ Gente*, outubro de 2014.
43. Entrevista à HSM, dezembro de 2021.
44. Solidão dos executivos – Líderes, *Gazeta Mercantil*, 5 de junho de 2001.
45. O banco incompleto, *HSM*, fevereiro de 2020.
46. Genialidade acessível, entrevista para o jornal *Luxor*, Piracicaba, maio de 2015.
47. Um novo feminismo?, *IstoÉ Gente*, maio de 2013.
48. Entrevista para *Época Negócios*, 16 de junho de 2014.
49. Saúdes mentais, *HSM*, junho de 2022.
50. A obrigação do sucesso, abril de 2007.51. A diferença que se é, *Psique*, dezembro de 2010.
52. Talento ou superação?, 3 de setembro de 2016.
53. Trier e Galliano: um paralelo, 21 de janeiro de 2013.
54. Jeitinho brasileiro de amar, *IstoÉ Gente*, junho de 2014.
55. A análise e seus fins: até onde vai uma análise lacaniana hoje?. *In: Psicanálise:* a clínica do Real. Barueri: Manole, 2014.
56. *A invenção do futuro*. Barueri: Manole, 2005.
57. O analista lacaniano hoje: palavras equívocas e gestos marcantes. *In: Psicanálise:* a clínica do Real. Barueri: Manole, 2014.
58. O divã além da porta, *Psique*, abril de 2011.
59. Diversidade ou racismo, *HSM*, junho de 2020.
60. Preciso de você, *Psique*, março de 2011.
61. A análise lacaniana hoje: ingredientes, indicações e modos de usar. *In Psicanálise:* a clínica do Real. Barueri: Manole, 2014.

62. O futebol dos mascarados, *O Estado de S. Paulo*, 11 de julho de 2010 (publicado com o título "Quando a máscara cai").
63. A chegada do camaleão, *Psique*, junho de 2011.
64. Mulheres insatisfeitas e alguns homens, 11 de maio de 2011.
65. A mulher, de Lacan, que não existe, 18 de junho de 2013.
66. Sucesso e crise, *Psique*, setembro de 2010.
67. Zero na prova: aprender com a resposta errada, *O Estado de S. Paulo*, 11 de outubro de 2009.
68. Fofoca, *Psique*, novembro de 2010.
69. O chato e o poeta, *Psique*, outubro de 2010.
70. Notas para um debate sobre a mulher hoje, 27 de março de 2011.
71. O médico frente ao intangível, webinar para a Sociedade Brasileira de Oncologia Clínica, 15 de junho de 2021.
72. Os caminhos da psicanálise: o nome próprio, 13 de outubro de 1988.
73. Gostar de sofrer, *IstoÉ Gente*, julho de 2014.
74. O periquito do realejo virou genoma, *Psique*, julho de 2010.
75. Analisando88 – Simpósio do Campo Freudiano, 1988.
76. Cetemque, 1 de abril de 2011.
77. Conferência no IPLA – Instituto da Psicanálise Lacaniana, outubro de 2022.
78. Já vi, já sei, *IstoÉ Gente*, agosto de 2014.
79. Entrevista para o portal Canal Minas Saúde, 20 de janeiro de 2013.
80. Estão todos despedidos: tsunami tecnológico e os velhos (e novos empregos), *Veja São Paulo*, 28 de agosto de 2018.
81. Não procure, ache!, *IstoÉ Gente*, dezembro de 2013.
82. O ser humano não é para principiantes, *HSM*, novembro de 2020.
83. TerraUm x TerraDois, conferência na FAAP, 21 de outubro de 2022.
84. O novo A.Normal, *HSM*, julho de 2020.
85. Para onde caminha a psicanálise?, 1995.
86. Live "O novo A.Normal", com Bete Coelho, setembro de 2020.
87. Você está em análise?, *Psique*, março de 2010.
88. Freud sob análise, entrevista para *Veja*, 25 de setembro de 2016.

89. A sabotagem e a inteligência artificial, *HSM*, abril de 2019.
90. A saúde em TerraDois, três notas, 28 de agosto de 2018.
91. A festa dos psiquiatras, 1990.
92. A ciência pede análise, 24 de abril de 2012.
93. Pessoas se "deletam", entrevista para o portal Terra, 25 de abril de 2009.
94. Verdades mentirosas, *Psique*, janeiro de 2011.
95. O dedo de silicone, 17 de abril de 2013.
96. Psicanálise do homem desbussolado, *Psique*, maio de 2010.
97. Fake news, pós-verdade ou verdade mentirosa?, 24 de novembro de 2018.
98. Polarização, *HSM*, novembro de 2021.
99. Os psicanalistas e as redes sociais, 21 de janeiro de 2013.
100. Conferência no IPLA – Instituto da Psicanálise Lacaniana, 2020.
101. A psicanálise é o futuro da medicina?, conferência no IPLA – Instituto da Psicanálise Lacaniana, 22 de outubro de 2022.
102. Já que Lacan morreu..., *O Estado de S. Paulo*, 24 de setembro de 1991.
103. O que esperar de uma análise?, Jornadas da Escola Brasileira de Psicanálise – Seção São Paulo, 19 de outubro de 2012.
104. Conversas com Jorge Forbes, live do IPLA – Instituto da Psicanálise Lacaniana, dezembro de 2020.
105. Conferência no IPLA – Instituto da Psicanálise Lacaniana, 2016.
106. Para uma nova bússola, Tiradentes, 29 de abril de 2011.
107. Está tudo bem, muito bem, 22 de maio de 2012.
108. Efeitos das tecnociências nas famílias, VIII Enapol – Encontro Americano de Orientação Lacaniana, Buenos Aires, 14 de setembro de 2017.
109. Jacques Lacan, o analista do futuro, *O Estado de S. Paulo* e revista *Opção Lacaniana*, dezembro de 2001.
110. Para não entender "Timbalalaika", *Folha de S.Paulo*, 3 de dezembro de 2004.
111. Ser analista, Colóquio Psicanálise: identidade e diferenças, São Paulo, 1990.
112. Live "Como viver em TerraDois", maio de 2020.
113. Estamos desbussolados, *HSM*, maio de 2020.

114. O que quer dizer TerraDois?, *HSM*, abril de 2022.
115. A globalização é feminina, *IstoÉ Gente*, agosto de 2013.
116. De janela aberta, *IstoÉ Gente*, abril de 2014.
117. Girassóis: clinicando as psicoses, VII Enapol – Encontro Americano de Psicanálise de Orientação Lacaniana – O Império das Imagens, 4 de setembro de 2015.
118. Como podemos construir nosso futuro?, conferência no TRT, 2018.
119. Órfãos do explicável, *O Estado de S. Paulo*, 25 de setembro de 2011.
120. Fazer-se tolo de um real: o que é crer no sinthoma?, X Congresso da AMP – Associação Mundial de Psicanálise, Rio de Janeiro, 26 de abril de 2016.
121. Os psicanalistas dos tempos desbussolados, 6 de dezembro de 2013.
122. Labrasivo, 10 de março de 2013.
123. Instagram @JorgeForbes_Oficial, agosto de 2018.
124. A vida é honra, *Psique*, maio de 2011.
125. A sagrada compliance, HSM, abril de 2019.
126. Espetáculo, 16 de novembro de 2011.
127. As marcas do ano novo, *IstoÉ Gente*, janeiro de 2015.
128. Flipídicas, 13 de julho de 2011.
129. Programa Roda Viva, TV Cultura, 2017.
130. "Envelhescência" episódio do Programa TerraDois, TV Cultura, 2017.
131. Há fins, *IstoÉ Gente*, março de 2015.

Nota: Grande parte desses textos estão publicados no site www.jorgeforbes.com.br.